NGS

高通量测序技术
在肺癌领域的应用

罗 洁◎著

Application of
High-through Put Sequencing
in Lung Cancer

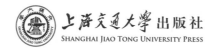

上海交通大学出版社
SHANGHAI JIAO TONG UNIVERSITY PRESS

内容提要

  肺癌肿瘤组织样本较难获取与肿瘤异质性相关等信息,导致用传统的检测技术很难获得患者全面和实时的信息。近年来,高通量测序技术又称"下一代"测序(next-generation sequencing, NGS)以其快速、信息全面等优势在肺癌领域得以广泛应用。本书系统地从理论上介绍了高通量测序、全基因组测序、全外显子测序、靶向区域测序及甲基化测序的概念和发展。从临床实际病例入手,讨论了 NGS 技术在肺癌领域的应用,例如,怎样实现肺癌的精准分子分型,指导靶向治疗;如何鉴定耐药机制,调整治疗策略;如何发现罕见驱动基因及指导免疫治疗等。随着技术的不断进步,NGS 通过对肺癌患者外周血循环肿瘤 DNA 热点突变的高灵敏度检测,甚至可以发现影像学未能检出的微小病灶、耐药及休眠性克隆等。

  本书可供医学专业人士参考、阅读。

图书在版编目(CIP)数据

高通量测序技术在肺癌领域的应用/ 罗洁著. 一上
海:上海交通大学出版社,2018
ISBN 978-7-313-19407-7

Ⅰ.①高… Ⅱ.①罗… Ⅲ.①基因组-序列-测试-
应用-肺癌-研究 Ⅳ.①R734.2②Q343.1

中国版本图书馆 CIP 数据核字(2018)第 100199 号

高通量测序技术在肺癌领域的应用

著　　者:罗　洁			
出版发行:上海交通大学出版社		地　　址:上海市番禺路 951 号
邮政编码:200030		电　　话:021-64071208
出 版 人:谈　毅			
印　　制:上海景条印刷有限公司		经　　销:全国新华书店
开　　本:710 mm×1000 mm　1/16		印　　张:11.25
字　　数:174 千字			
版　　次:2018 年 6 月第 1 版		印　　次:2018 年 6 月第 1 次印刷
书　　号:ISBN 978-7-313-19407-7/R			
定　　价:58.00 元			

肺癌是对人群健康和生命威胁最大的恶性肿瘤之一,在我国,肺癌发病率和病死率位居所有癌症首位,并有逐年上升的趋势,其 5 年生存率仅有 16.1% 左右,国内抗击肺癌的形势严峻。因此,对肺癌进行精准诊断和精准治疗成为改善肺癌预后、延长患者生存的关键。

由于肺癌的肿瘤组织样本较难获取与肿瘤异质性相关等问题,导致用传统检测技术难以获得患者全面和实时的信息。近年来,高通量测序技术又称"下一代"测序(next-generation sequencing,NGS)以其快速、信息全面等优势在肺癌的诊断、治疗和预后等方面得以广泛的应用。

本书系统地阐述了高通量测序、全基因组测序、外显子测序、靶向区域测序及甲基化测序的基本概念和应用进展,并从多个维度介绍了 NGS 在肺癌领域的应用:如何实现肺癌的精准分子分型,指导靶向治疗;如何鉴定耐药机制,调整治疗策略;如何发现罕见驱动基因,寻找新的治疗靶点;如何联合运用肿瘤突变负荷、微卫星不稳定性、免疫组库、肠道菌群基因组等技术确定免疫治疗的优势人群,指导免疫治疗;肺癌单细胞 NGS 测序的意义及进展。

本书还总结了 6 个经典的临床案例。从这些案例我们不难看出,NGS 在当前肺癌的诊断和治疗中扮演着越来越重要的角色,能帮助临床医生探寻新的治疗靶点,真正地实现了精准诊断和精准治疗。

我们相信,随着科技的不断进步,NGS 技术也将得到进一步发展。如通过对肺癌患者外周血循环肿瘤 DNA 热点突变的高灵敏度检测,去发现影像学未能检出的微小病灶、耐药及休眠性克隆等。

　　当然 NGS 作为一门新兴的技术还存在不少问题：如何在 NGS 产生的海量数据中发掘出有用的信息及其临床意义；NGS 从实验室走进临床的应用目前缺乏统一的质量控制标准；如何优化测序技术，减低成本，缩短检测时间等。

　　本书从理论到实践，在介绍 NGS 相关技术要点的同时，着眼于其在肺癌领域的临床应用，内容科学，观点新颖。也许最后进步的并不是 NGS 技术本身，而是凭借 NGS 这个工具，让我们对肿瘤复杂性有更深入的理解。

　　由于笔者能力有限，本书中可能出现纰漏或错误，恳请广大读者和同道给予批评与指正。

目 录

第一章　高通量测序的概念和发展　　　　　　　> 001

第一节　NGS 的发展　　　　　　　　　　　　> 002
第二节　长读长的 NGS 测序　　　　　　　　　> 005
第三节　NGS 测序在临床和科研中的应用　　　　> 009
小　　结　　　　　　　　　　　　　　　　　> 014
参考文献　　　　　　　　　　　　　　　　　> 014

第二章　肺癌流行病学和靶向治疗　　　　　　　> 019

第一节　肺癌的诊断　　　　　　　　　　　　> 020
第二节　肺癌的常见靶向治疗　　　　　　　　> 021
第三节　其他靶向治疗　　　　　　　　　　　> 029
小　　结　　　　　　　　　　　　　　　　　> 031
参考文献　　　　　　　　　　　　　　　　　> 032

第三章　NGS 在肺癌分子病理及其诊断
　　　　决策中的应用　　　　　　　　　　　> 035

第一节　NGS 对肺癌分子病理学及诊断的检测分析　> 036
第二节　临床应用对 NGS 检测的要求　　　　　> 040
参考文献　　　　　　　　　　　　　　　　　> 043

第四章　NGS 研究肺癌异质性和肿瘤进化　　　　> 045

第一节　肿瘤异质性和肿瘤进化　　　　　　　> 046

第二节　研究肺癌异质性及进化的意义 ＞ 051

参考文献 ＞ 053

第五章　NGS 发现罕见突变基因 ＞ 055

第一节　肺腺癌罕见突变基因 ＞ 056

第二节　肺鳞癌罕见突变基因 ＞ 059

第三节　小细胞癌罕见突变基因 ＞ 060

第四节　香烟暴露与肺癌基因组改变 ＞ 061

参考文献 ＞ 062

第六章　NGS 发现肺癌基因表达异常 ＞ 065

第一节　肺鳞癌基因表达异常 ＞ 066

第二节　肺腺癌基因表达异常 ＞ 069

第三节　小细胞肺癌基因表达异常 ＞ 069

参考文献 ＞ 070

第七章　NGS 指导治疗决策和鉴定肿瘤耐药机制 ＞ 073

第一节　肺癌基因组学研究的主要内容及其临床意义 ＞ 075

第二节　NGS 鉴定肺癌耐药机制 ＞ 078

第三节　NGS 促进肺癌的研究和治疗 ＞ 087

附：NCCN 关于 NSCLC 指导用药的参考 ＞ 091

参考文献 ＞ 094

第八章　NGS 指导肺癌免疫治疗 ＞ 099

第一节　免疫治疗概述 ＞ 100

第二节　过继性 T 细胞治疗和 CAR - T ＞ 101

第三节　使用 NGS 助力肿瘤反应性 T 细胞鉴定肿瘤
　　　　特异性抗原 ＞ 104

第四节 NGS 指导免疫治疗 > 109

小 结 > 111

参考文献 > 112

第九章 NGS 和 cfDNA 辅助肺癌诊断和治疗 > 115

第一节 cfDNA 的基本概念和特性 > 116

第二节 cfDNA 的 NGS 测序方法 > 118

第三节 cfDNA 突变检测技术 > 123

第四节 cfDNA 在肺癌领域的最新进展 > 124

参考文献 > 129

第十章 肺癌单细胞 NGS 测序的意义和进展 > 133

第一节 单细胞测序方法 > 134

第二节 单细胞测序的临床研究 > 139

小 结 > 140

参考文献 > 140

第十一章 人体微生物测序在肺癌诊疗中的
研究和发展 > 143

第一节 NGS 和微生物研究 > 144

第二节 肠道微生物、口腔微生物和肺部微生物 > 146

第三节 微生物对肺癌发生和治疗的影响 > 148

参考文献 > 149

附录 经典病例 > 151

关键词索引 > 169

第一章

高通量测序的概念和发展

测序技术诞生于 20 世纪 50 年代,经过 30 年的发展又诞生了第二代测序技术——高通量测序,又称"下一代"测序(next-generation sequencing,NGS)。与一代测序相比,NGS 具有通量大、精准度高和信息量丰富等优点,可以在短时间内对感兴趣的基因进行精准定位,也可以对未知的序列进行检测。目前,NGS 在无创产前筛查、肿瘤基因检测、遗传性疾病诊断和用药指导等多个临床领域得到广泛应用,极大地推动了肿瘤精准医学的发展。

第一节　NGS 的发展

1. DNA 和 RNA 的概念

核酸包括脱氧核糖核酸(deoxyribonucleic acid,DNA)和核糖核酸(ribonucleic acid,RNA),是生命信息的载体,主要功能是信息储存,其中包含生命生长发育所需的全部信息。DNA 是储存、复制和传递遗传信息的主要物质基础。RNA 在蛋白质合成过程中起重要作用——信使核糖核酸(messenger RNA,mRNA)是合成蛋白质的模板;转运核糖核酸(transfer RNA,tRNA)起携带和转移活化氨基酸的作用;核糖体核糖核酸(ribosomal RNA,rRNA)是蛋白质合成的主要场所。

2. 测序的发展

由于 DNA 是生命信息的蓝图,解码 DNA 信息就可以加深我们对生命过程的理解。从 DNA 的双螺旋结构被解析开始,人们就一直在努力探究健康与疾病的基因奥秘。DNA 测序作为一种重要的实验技术,广泛应用于生物学研究领域。第一代 DNA 测序技术包括 1975 年由 Sanger 和 Coulson 开创的链终止法

（也称 Sanger 法）以及 1976 年—1977 年由 Maxam 和 Gilbert 发明的化学法（链降解法）。1977 年，Sanger 首次测定了一个噬菌体 X174 的基因组序列，全长 5 375 个碱基[1]。自此，生命科学研究步入了基因组学时代。2001 年，研究人员在改进的 Sanger 法基础上完成了首个人类基因组图谱。

Sanger 法巧妙地利用了 DNA 合成的原理。在 DNA 的复制过程中需要：DNA 聚合酶、DNA 模板、引物和 4 种脱氧核糖核苷三磷酸（deoxyribonucleoside triphosphate，dNTP）[脱氧腺苷三磷酸（deoxyadenosine triphosphate，dATP）、脱氧鸟苷三磷酸（deoxyguanosine triphosphate，dGTP）、脱氧胸苷三磷酸（deoxythymidine triphosphate，dTTP）和脱氧胞苷三磷酸（deoxycytidine triphosphate，dCTP）]。聚合酶根据碱基互补配对原则将 dNTP 加到引物的 $3'-OH$ 末端，使引物延伸，合成出新的互补 DNA 链。如果加入双脱氧核苷三磷酸（dideoxyribonucleoside triphosphate，ddNTP），由于它在脱氧核糖的 $3'$ 位置缺少一个羟基，不能与后续的 dNTP 形成磷酸二酯键，会导致延伸终止。例如，在存在三磷酸双脱氧胞嘧啶核苷（ddCTP）、dCTP 和 3 种其他 dNTP（其中一种为 $\alpha-^{32}P$ 标记）的情况下，将引物、模板和 DNA 聚合酶一起延伸，即可形成一种长短不一、具有相同的 $5'$-引物端并以 ddC 残基为 $3'$ 端结尾的片段混合物。然后利用变性聚丙烯酰胺凝胶电泳，可以将各个片段按其链长的不同进行条带分离，最后获得相应的放射性自显影图谱，即可从所得图谱直接读取 DNA 的碱基序列了。这个方法是先合成再测序，准确率高，但费用也高。

Sanger 法作为测序的"黄金标准"，为生物医学的发展做出了突出贡献。随着技术的发展，特别是人类基因组计划的推荐，二代测序逐渐进入人们的视野。

3. 二代测序的基本概念和平台发展

随着人类基因组计划的进行和完成，人们认识到通过测序技术与数据分析可以解答诸多的生物学问题。然而，测序通量的限制以及高昂的成本阻碍了人们对生命活动和疾病的深入了解[2]。2000 年之后推出的高通量测序平台很好地解决了这些问题，人类基因组的测序成本直接下降了 50 000 倍，并且由此产生了一个新名词：二代测序（也称下一代测序，NGS）。在过去的十年中，NGS 得到不断发展——测序的数据量较前增加了 100～1 000 倍[3]。技术方面，研究人员甚至可以在一条读长（read）上读出整条基因组的序列。Veritas Genomics 的数据显示，人类基因组的测序成本已下降到 1 000 美元/人。目前，NGS 技术也被广泛应用到临床诊断方面。

NGS 是通过高通量技术来实现大规模测序，所以也叫作高通量测序（high-throughput sequencing, HTS），主要包括如下几种方法：① 边合成边测序（sequencing by synthesis, SBS），代表性的有 Roche 公司的 454 焦磷酸测序、Illumina 公司的 Solexa 合成测序；② 边连接边测序（sequencing by ligation, SBL），如 ABI 公司的 SOLiD 连接法测序。

454 焦磷酸测序的原理是借助生物发光来对 DNA 序列进行检测。在 DNA 聚合酶、ATP 硫酸化酶、荧光素酶和双磷酸酶的协同作用下，系统将引物上每一个 dNTP 的聚合都与一次荧光信号相偶联。通过检测荧光信号释放的有无和强度，就可以实时测定 DNA 序列了。此技术不需要荧光标记的引物或核酸探针，也不需要进行电泳，具有分析快速、结果准确、高灵敏度和高自动化的特点。

SBL 方法则是使用带有荧光基团的探针与 DNA 片段杂交，再连接邻近的寡核糖核酸，从而成像，然后通过荧光基团的发射波长来判断碱基或者互补碱基的序列。该方法包括 5 轮测序反应，每轮又含有多次连接反应（一般情况下，片段文库是 7 次，末端配对文库是 5 次。所以片段文库共有 35 次连接反应，而末端配对文库共有 25 次连接反应），第一次连接反应由与 P1 引物区域互补的"连接引物"介导。

绝大多数的 SBL 和 SBS 方法，都是在一个固定的表面进行 DNA 扩增，使特定区域内有成千上万个 DNA 片段拷贝，可以确保将方法信号与背景信号区别开来。同时，大量的平行碱基信息有助于大批量 reads 的读取。一个测序平台通常可以达到百万级的数据读取量，也就是能对上百万 DNA 分子进行同时测序。与一代测序相比，NGS 具有通量大、精确度高和信息量丰富等优点，可以对目标基因进行迅速精准定位，也可以用来检测未知序列，还可以对组织在特定时间表达的 mRNA 进行测序[4]。

不过 NGS 技术也有其不足之处，它虽然在数据量上有了大幅提升，但质量却有待提高。有报道称，NGS 在序列拼接过程中的错误率为 0.1%～1%。而且 NGS 生成的 read 普遍较短，每条 read 的长度在 35～700 bp 之间[5]，比普通的

Sanger 法测序都要短,这意味着需要更严格且复杂的序列拼接。

第二节 长读长的 NGS 测序

1. 简介

基因组是一个复杂的复合物,其中包含了多种重复序列、拷贝数变化和结构变异。这些与进化、适应以及疾病密切相关[6-8]。许多复合物元件过长,用短读长测序无法进行完整读取。而长读长测序的 read 可以达到数千个碱基,因此能对大的结构进行解析。长读长测序产生的单一长序列甚至可以跨越不同复合物或者重复序列。长读长测序在转录组的测序中也大有优势,因为长读长的 read 可以不需要拼接就跨越完整的 mRNA 转录本,能鉴定出更多的基因亚型。

长久以来,短读长测序都很难解决长链 DNA 中重复序列以及复合序列难以拼接的问题[9-11]。而 Chaisson 等应用长读长测序在 GRC 人类基因组数据库中提交了超过 1 MB 的新序列[12],这些长序列甚至弥补了曾经缺失的信息。不仅如此,Chaisson 等还鉴定了至少 26 000 个超过 50 bp 大小的插入缺失(insertion-deletion,InDel),GRC 人类基因组数据库也因此成为最具参考价值的基因组数据库之一。此外,长读长还能够为临床诊断提供更有效的依据[13-15]。

近来,研究人员开发出了两种长读长测序技术,分别是单分子实时测序法(single molecule real time sequencing,SMRT)和利用短读长技术在体外构建长读长的合成法。单分子测序又称为第三代测序技术,与短读长测序完全不同,可以不经过聚合酶链反应(polymerase chain reaction,PCR)扩增就能对每一条 DNA 分子做单独测序,测序过程中也不需要轮番添加 dNTP。代表技术主要为单分子荧光技术,通过识别发光的单个核酸分子来进行实时读取。合成法则是利用条形码拼接来获得长片段,有别于常规长读长测序产生的原始 read。

目前最常用的长读长测序是 PacBio Biosciences(PacBio)的单分子实时测序法[16,17]。短读长 SBS 技术需要用聚合酶结合 DNA,并沿 DNA 链进行扩增。PacBio 采用了类似 SBS 的方法,不同的是先使用聚合酶捕获模板 DNA 并锚定在零模波导孔底部,然后让不同荧光标记的 dNTP 随机进入零模波导孔底部。

荧光 dNTP 与 DNA 在酶作用下配对合成新的碱基，这时可根据荧光信号的颜色和存在时长来区分游离碱基与配对碱基，从而获得 DNA 序列。

2014 年，第一台纳米孔（nanopore）测序仪——MinION 诞生。与其他平台不同，Nanopore 测序仪并不是检测与模板 DNA 结合或杂交的核糖核酸，而是直接读取天然的单链 DNA 分子。该过程是让 DNA 通过一个特殊的纳米蛋白孔，此时会产生特定的电压改变，由于不同碱基发出的电流信号强度有差异，由此可对 DNA 序列进行读取。该方法最突出的优点就是降低了测序成本，几乎没有试剂的耗费，也不像其他测序方式那样需要用到核苷酸、聚合酶等。并且由于不需要克隆、扩增的步骤，也极大地节省了时间。还有一点就是纳米孔测序能测得更长的 read，降低了基因组组装的不确定性。但它也有诸多技术问题亟待解决。首先就是纳米孔的结构问题，理想情况应该是孔径仅容 1 个碱基通过，这样才能获得最大的信号区分度，但目前的技术水平尚无法做到这一点。另外就是 DNA 分子的穿孔速度过快导致了信号分辨率不高，这也是目前纳米孔测序准确率较低的原因之一。因此，虽然纳米孔测序相比二代测序有很多优势，但还不能完全取而代之。

合成法主要可通过两个系统来实施：Illumina 长片段合成系统与 10X Genomics 乳液系统。Illumina 系统不需要借助特殊仪器就能将 DNA 分隔到微孔板上。而 10X Genomics 乳液系统则需先使用微流体平台来进行测序前的准备工作，然后再用乳液分隔 DNA。在 DNA 浓度低至 1 ng 的情况下，10X Genomics 乳液系统仍能将 DNA 分子切割成任意长度的片段（最大达100 KB）。

2. PacBio 测序技术

现在最常用到的长读长测序设备是 PacBio RS Ⅱ。该设备可以生成超过 50 KB 长度的单个 read，长链建库的测序平均长度为 10～15 KB。这对基因组拼接以及基因组结构的大范围应用都很有帮助[18,19]。不过其长链测序中单个碱基的错误率在 15% 左右[20]，又让人们对该仪器的使用有所顾虑[21]。这些错误随机分布于每个 read，必须通过足够高的覆盖度才能消除错误率的影响[22]。只要单个碱基的测序次数增多了，所得结果还是比较可靠的，实际上该方法的最高准确率可达到 99.999%[23]。这点与 Sanger 法测序相似，因此该技术与

Sanger 法一样都被视为研究单核苷酸多态性(single nucleotide polymorphism,SNP)的方法[20]。PacBio RS Ⅱ 的运行时间与通量会受到测序读长的影响,长的模板需要更长的时间。举例来说,1 KB 的库运行 4 小时,每个分子可以产生约 30 000 个碱基,期间可重复测序 30 次左右。而 10 KB 的库运行 4 小时,同样产生 30 000 个碱基的情况下却只能重复测序 3 次左右。高成本(1 000 美元/GB)、低通量,加上需要较高的覆盖度,使得 PacBio RS Ⅱ 在一些较小的实验室难以开展应用。

不过 PacBio 新推出的 Sequel 系统,通量比 RS Ⅱ 高出了 7 倍,测序成本反而下降了一半。二代测序存在的读长较短的问题在 Sequel 上也得到了改善,其读长一般在 9 KB 以上,准确率超过 85%。虽然 Sequel 的通量已有大幅提升,但仍较二代测序要低得多,一个细胞才产出 5 GB 左右,用于临床检测的话成本还是太高。

现阶段 Pacbio 的产品主要应用在两个方向:一个是基因组的组装;另一个是全长转录组测序。

3. MinION 测序技术

MinION 纳米孔测序仪的主件是 2 048 个纳米孔,分成 512 组,由专用集成电路控制。测序原理:首先,待测 DNA 分子连接上引导接头(lead adaptor)、发夹接头(hairpin adaptor)和拖尾接头(trailing adaptor);由引导接头引领进入纳米孔,其后按照待测 DNA、发夹接头、待测 DNA 互补链、拖尾接头的顺序依次通过。经双序列比对后,待测 DNA 与其互补链可组合成 2D read。另外一种方法是不使用发夹接头,只测序待测 DNA,这样形成的是 1D read。1D 测序方法通量更高,但是准确性要低于 2D read。

ONT MinION 是一个小型的 USB 设备(3 cm × 10 cm),可以在个人电脑上运行,这也是目前最小的测序平台。尽管一些相应的设备必须要有固定场所来安置,如做文库准备的恒温器,但本身小体积仍使其操作极具便利性。不过 MinION 对测序片段的大小有一定限制。理论上,该设备能测序任意大小的 DNA 分子,但实际上,对长片段进行测序时还是会出现一定的错误率[24]。同样,如何有效地对核糖核酸复合物进行测序也是 ONT MinION 面临的一大问题。由于通过纳米孔时的电流信号存在时间很短,加上一些修饰的碱基也会改变原先设定的电压变化,当核糖核酸复合物较长时,也没法准确鉴定其通过纳米孔的顺序。但最近一系列对试剂和算法的改进使其准确率提高了不少[25]。

1) MinION 相对于其他 NGS 测序平台的优势

(1) 碱基修饰的检测。纳米孔测序技术可以检测 4 种胞嘧啶的碱基修饰,分别为 5-甲基胞嘧啶、5-羟甲基胞嘧啶、5-甲酰胞嘧啶和 5-羧基胞嘧啶,检测准确率为 92%~98%。

(2) 实时测序监控。临床实践中,传统的 NGS 测序要做到实时获取和分析 DNA/RNA 序列,是一件不容易的事情,但运用 MinION 则相对容易办到。首先是 MinION 体积小,方便携带;其次是当待测 DNA 分子穿过纳米孔时,其电流变化马上被检测并识别,能迅速给出结果。在不考虑错误率的情况下,可以说真正做到了实时监控,这对于一些特定目标的测序有着重要的作用。另外,还可利用这种技术特点实现目标序列的富集:当 DNA 片段通过纳米孔时,如电流变化与目标序列一致,则能通过;如呈现不同的电流变化,则片段不能通过纳米孔。这样能显著地减少测序时间,有利于野外操作和即时诊疗。

(3) 测得更长的 read。MinION 测序仪可以生成 300 KB 长的 1D read,以及 60 KB 长的 2D read。这种长 read,甚至帮助研究人员完善了人类基因组 Xq24 号染色体上一个长 50 KB 的间隔。

(4) 结构变异的检测。由于只能检测短序列的缘故,NGS 对结构变异的检测往往不准确,这个问题在肿瘤检测中尤为突出,因为肿瘤组织中充斥着各种结构变异。研究发现 MinION 通过几百个长 reads 测得的结构变异结果甚至比 NGS 所测的上百万 reads 的结果要更可靠。

(5) RNA 表达分析。NGS 平台测得的短序列都需要进行序列拼接才能得到转录本,通常情况下由于缺乏足够信息而无法区分形式各异的可变剪切。而 MinION 测序仪产生的长 read,可以更好地解决这个问题。以果蝇的唐氏综合征细胞黏附分子 1(down syndrome cell adhesion molecule 1, *Dscam1*)基因为例,其存在 18 612 种可变剪切形式,MinION 测序仪可以检测到其中 7 000 种以上,这样的结果是 NGS 短序列测序不可能获得的。

2）MinION 目前的应用领域

Nanopore 测序仪的具体功能定位仍在探索当中，像快速文库制备、实时数据生产以及小体积等优势都有望转变为实际价值。

（1）即时检测传染源。纳米孔测序方法与 NGS 方法都可以用于院内传染源病菌的检测，而纳米孔技术在测序读长、便携性、检测时长等方面更具优势。文献记载 MinION 测序从样品准备到发现致病菌只要 6 小时，其中从样品放入机器到发现致病菌仅需 4 分钟。有英国的研究人员就将 MinION 用于监测沙门氏菌的爆发[26]。在 2014 年的埃博拉病毒爆发事件中，MinION 测序仪也有出色的表现[27]。

（2）非整倍体检测。MinION 在胎儿非整倍体产前检测中也发挥了重要作用。此检测在 NGS 平台通常需要 1～3 周时间才能获得结果，而文献报道使用 MinION 测序只需要 4 小时。

第三节　NGS 测序在临床和科研中的应用

NGS 广泛应用于基因表达和调控研究。像蛋白 - DNA 相互作用就可以通过染色质免疫共沉淀结合 NGS 测序来进行鉴定[28]。NGS 还可用于修饰碱基的研究。例如，最初的甲基化测序虽然可以实现甲基化 DNA 的捕获与富集[29]，以及可以在酶作用下选择性区分甲基化与非甲基化区段[30-32]，但其修饰与捕获的过程不够理想。针对这个问题，Flusberg 等在 2010 年发表了一个概念性的研究方法，使用 PacBio 来区分甲基化与非甲基化的碱基[33]。由于聚合酶在甲基化位点上会停留更多的时间，因此可以通过碱基上的信号改变来分辨是否存在甲基化修饰。同样，Nanopore 平台也能够监测到修饰的碱基，因为甲基化同样会引起纳米孔电压的变化。由此甲基化测序可以在不需要化学操作的条件下进行[34]。

接下来主要介绍 NGS 在临床和科研中的应用。

1. 全基因组重测序

全基因组重测序（whole-genome resequencing，WGR）是对已知基因组序

列的物种进行个体化的基因组测序,并在不同个体或群体间进行差异性分析的方法。人类疾病的致病突变研究已逐渐由外显子区域扩大到全基因组范围。通过构建不同的插入片段文库和短序列,以及应用双末端测序相结合的策略进行高通量测序,可在全基因组水平上检测到疾病相关的常见、低频甚至是罕见的突变位点以及结构变异等。

全基因组重测序是 NGS 中应用最广泛的方法。该技术与生物学应用相结合,可以获得与疾病相关的那一部分基因组变异信息[35]。2012 年,Ellis 等报道了芳香酶抑制剂治疗与乳腺癌之间的关联,指出基因突变、治疗效果与病理诊断之间存在联系。这也提示基因突变可能造成了乳腺癌的不同表型,并使其病理学特征变得更为复杂[36]。2010 年,1 000 基因组计划开放了 179 个全基因组测序(whole-genome sequencing,WGS)原始数据以及 697 个个体的测序数据[37]。截至 2015 年,研究人员已经构建了涵盖 2 504 个个体、26 个不同人群的基因组群[38,39],使我们能够从种群的角度来了解人类的变异。该项目目前仍在对更多个体进行基因组测序[40,41]。种群水平的全基因组重测序已经成为了解人类疾病的一个重要的工具,同时也收获了意想不到的结果。Sidore 等对 2 120 个撒丁岛人进行了全基因组重测序,研究发现了一些新的和脂肪相关的基因以及炎症标志物[42],为人体血液中胆固醇的分子机制研究提供了新思路。

2. 从头测序

从头测序(*de novo* sequencing)是指不参照任何现有的序列资料而对某个物种进行测序,利用生物信息学分析手段对序列进行拼接组装,从而获得该物种的基因组图谱。主要应用于对未知物种的基因组序列、基因组成、进化特点等进行解析。对一些已知基因序列、但变异率很高的物种(如病毒),重测序的结果可能会非常复杂,可以按新物种来直接做从头测序。随着技术的革新,从头测序的成本和时间较前都大幅减少,可以帮助研究人员探索更多的未知基因组。

3. 全外显子组测序

全外显子组测序(whole-exome sequencing,WES)是指利用序列捕获技术将全基因组外显子区域 DNA 捕捉并富集后进行高通量测序的基因组分析方法。全外显子组测序相对成本较低，对研究已知基因的 SNP、InDel 等具有较大优势。缺点是无法研究基因组的结构变异，如染色体断裂重组。全外显子组测序的应用范畴也十分广泛。Iossifov 等对 2 500 多个有患孤独症孩子的家庭进行了外显子测序[43]，在 30% 的样本中发现了错义突变、基因干扰的突变以及拷贝数的变异。另有研究表明，高覆盖度的全基因组测序同样也能检测到复杂变异，但相对于外显子测序，成本和时间的花费高出太多。

4. 全转录组测序

转录组学是在基因组学后新兴的一门学科，主要研究细胞在某一功能状态下所能转录出来的所有 RNA 的总和（主要包括 mRNA 和非编码 RNA）。对特定细胞进行全转录组测序（whole-transcriptome sequencing，WTS），几乎可以获取其所有转录本序列信息，所以该方法已被广泛应用在基础研究、临床诊断和药物研发等领域。mRNA 测序对引物或探针不进行设计，使其能客观地反映测序结果。通常仅需一次检测即可快速生成 RNA 的完整序列信息，包括基因表达、基因编码区 SNP、全新的转录、全新异构体、剪接位点、等位基因特异性表达和罕见转录等。mRNA 测序只需用一些简单的样品制备和数据分析软件即可。得益于 NGS 技术的发展，研究人员还可以对单个转录本进行深度测序研究。2014 年，Treutlein 等就对不同细胞类群的单细胞 RNA 进行了测序，发现了可用于鉴定细胞亚群的标志物[44]。长读长测序在转录组研究中也能用到，可以帮助分析转录组的结构变化，但在转录本的定量上并未体现出优势[45]。有研究显示，人类长读长转录组测序的 reads 中有 10% 以上是新的可变剪切体[46]。

5. 小分子 RNA 测序

小分子 RNA 包括微小 RNA（micro RNA，miRNA）、小干扰 RNA（small interfering RNA，siRNA）和与 Piwi 蛋白相作用的 RNA（piwi-interacting RNA，piRNA），是生命活动重要的调控因子，在基因表达调控、生物个体发育、代谢及疾病的发生等生理过程中起着重要的作用。Solexa 合成测序技术能对小分子 RNA 进行深度测序和定量分析。首先将 18～30 nt 范围的小分子 RNA 分离出来，两端分别加上特定接头后进行体外逆转录，生成互补脱氧核糖核酸

(complementary DNA，cDNA)，进一步处理后再对 DNA 片段进行单向末端直接测序。通过对小分子 RNA 的大规模测序分析，可以获得物种全基因组水平的 miRNA 图谱，从而实现新 miRNA 分子的挖掘、靶基因的预测和鉴定、样品间差异表达的分析、miRNA 聚类和表达谱分析等科学应用。

6. miRNA 测序

成熟的 miRNA 是 17～24 nt 的单链非编码 RNA 分子，能影响 mRNA 的稳定性及翻译，最终诱导基因沉默，可起到调控基因表达和细胞生长发育的作用。基于 NGS 技术的 miRNA 测序，可以一次性获得数百万条 miRNA 序列，并能快速鉴定出不同组织、不同发育阶段、不同疾病状态下的 miRNA 及其表达差异，为研究细胞生长进程中 miRNA 的作用及生物学影响提供了有力的帮助。

7. 甲基化测序

肿瘤中存在 DNA 异常甲基化，但形成机制尚不清楚。对亚硫酸氢盐处理过的 DNA 进行测序，可检测到 DNA 中的异常甲基化，结果精确度高，基本能明确 DNA 片段中每一个胞嘧啶-磷酸-鸟嘌呤位点(CpG 位点)的甲基化状态。

8. 染色质免疫共沉淀结合 NGS 测序

染色质免疫共沉淀(chromatin immunoprecipitation，ChIP)技术也称为结合位点分析法，是研究体内蛋白质与 DNA 相互作用的有力工具，通常用于转录因子结合位点或组蛋白特异性修饰位点的研究。ChIP 与第二代测序技术相结合的 ChIP-seq 技术，能够在全基因组范围内检测与组蛋白、转录因子等有相互作用的 DNA 区段。

ChIP-seq 的原理：通过 ChIP 特异性地富集目标蛋白结合的 DNA 片段，将其纯化后进行文库构建，然后对文库 DNA 进行高通量测序。

9. RNA 纯化的染色质分离结合高通量测序

RNA 纯化的染色质分离(chromatin isolation by RNA purification，ChIRP)与二代测序结合的 ChIRP-seq 可以检测与 RNA 起共同作用的 DNA，

从而判断该 RNA 能够结合的基因组区域。ChIRP 需要对探针做特殊设计。由于蛋白测序技术尚不够成熟，目前还无法检测与该 RNA 结合的蛋白。

10. RNA 免疫共沉淀结合高通量测序

RNA 免疫共沉淀（RNA immunoprecipition，RIP）是研究细胞内 RNA 与蛋白结合情况的技术，能帮助我们发现 miRNA 的调节靶点。RNA 免疫共沉淀结合高通量测序的 RIP-seq 技术是用目标蛋白的抗体将相应的 RNA－蛋白复合物沉淀下来，经分离纯化后对 RNA 进行高通量测序分析。

RIP 类似于普遍的染色质免疫共沉淀技术，只是研究对象换成了 RNA－蛋白复合物而不是 DNA－蛋白复合物。RIP 需要一定的优化条件，如 RIP 反应体系中的试剂和抗体绝对不能含有 RNA 酶。

11. 紫外交联免疫沉淀结合高通量测序

紫外交联免疫沉淀结合高通量测序（crosslinking immunprecipition and high throughput sequencing，CLIP-seq)可在全基因组水平揭示 RNA 分子与 RNA 结合蛋白的相互作用。主要原理：RNA 分子与 RNA 结合蛋白在紫外照射下会发生偶联，利用 RNA 结合蛋白的特异性抗体将 RNA－蛋白复合物沉淀下来，回收其中的 RNA 片段，经添加接头、逆转录 PCR 等步骤，最后进行高通量测序和生物信息学分析处理。

12. 宏基因组学研究

宏基因组学是利用测序技术对整个微生物群落进行研究。相比传统单个细菌研究，它具有更多优势，其中最重要的两个优点是：① 微生物通常是以群落方式共生于某一生态环境中，很多特性是由整个群落环境及个体间相互影响所决定的，因此宏基因组研究会更系统性、更全面；② 宏基因组研究不需要做细菌的分离培养，研究覆盖的细菌种类更多。

宏基因组学（又称元基因组学、环境基因组学、生态基因组学等）是直接从环境样本中提取基因组遗传物质进行研究，填补了许多传统实验室微生物培养研究的空白。

小　结

NGS 一方面处于飞速发展的时期,技术的革新及成本的降低使得其应用面更为广泛;另一方面也面临着新的挑战。

首先是时间问题。对于那些严重的神经性疾病或者癌症患者,数周的测序及分析时间可能会使他们错过最佳的治疗期。尽管测序技术较前已有大幅提升,但是绝大多数现有的系统还不能满足这种快速产出的需求。

其次是数据量问题。NGS 的产能已出现过剩,目前已有超过 14 000 个基因组序列上传到美国国家生物技术信息中心(National Center for Biotechnology Information,NCBI)。2013 年,Schatz 与 Langmead 报道了全世界每年可以生产超过 15 PB 的数据量,并且这个数量还在继续增加[47]。而数据量的富余对分析处理能力也提出了严峻的挑战,这需要更具突破性的存储与生物信息解决方案[48]。加之疾病本身具有极大的差异性,如何将海量的数据转换成有生物学与遗传学内涵的结果也是一个问题[49-51]。况且还需要慎重考虑 NGS 数据分析中的假阳性或者假阴性[52,53]。

随着科技水平的提高,各种测序产品和解决方案正在不断涌现,这也为我们进行基因探索和人类健康的研究提供了更多的帮助。

参考文献

[1] Berg P. Fred Sanger: a memorial tribute[J]. Proc Natl Acad Sci U S A, 2014, 111: 883 - 884.

[2] Mardis E R. Next-generation sequencing platforms[J]. Annu Rev Anal Chem (Palo Alto Calif), 2013, 6: 287 - 303.

[3] Kircher M, Kelso J. High-throughput DNA sequencing — concepts and limitations [J]. Bioessays, 2010, 32: 524 - 536.

[4] 樊绮诗, 吴蓓颖. 第二代测序技术在肿瘤诊疗中的应用及其价值与风险[J]. 检验医学, 2017, 32: 245 - 249.

[5] Liu L, Li Y, Li S, et al. Comparison of next-generation sequencing systems[J]. J Biomed Biotechnol, 2012: 251364.

［6］ Stankiewicz P, Lupski J R. Structural variation in the human genome and its role in disease［J］. Annu Rev Med, 2010, 61: 437－455.

［7］ McCarroll S A, Altshuler D M. Copy-number variation and association studies of human disease［J］. Nat Genet, 2007, 39: S37－42.

［8］ Mirkin S M. Expandable DNA repeats and human disease［J］. Nature, 2007, 447: 932－940.

［9］ Chaisson M J, Wilson R K, Eichler E E. Genetic variation and the *de novo* assembly of human genomes［J］. Nat Rev Genet, 2015, 16: 627－640.

［10］ Lam E T, Hastie A, Lin C, et al. Genome mapping on nanochannel arrays for structural variation analysis and sequence assembly［J］. Nat Biotechnol, 2012, 30: 771－776.

［11］ Eichler E E, Clark R A, She X. An assessment of the sequence gaps: unfinished business in a finished human genome［J］. Nat Rev Genet, 2004, 5: 345－354.

［12］ Chaisson M J, Huddleston J, Dennis M Y, et al. Resolving the complexity of the human genome using single-molecule sequencing［J］. Nature, 2015, 517: 608－611.

［13］ Snyder M W, Adey A, Kitzman J O, et al. Haplotype-resolved genome sequencing: experimental methods and applications［J］. Nat Rev Genet, 2015, 16: 344－358.

［14］ Ritz A, Bashir A, Sindi S, et al. Characterization of structural variants with single molecule and hybrid sequencing approaches［J］. Bioinformatics, 2014, 30: 3458－3466.

［15］ KuleshovV, Xie D, Chen R, et al. Whole-genome haplotyping using long reads and statistical methods［J］. Nat Biotechnol, 2014, 32: 261－266.

［16］ Eid J, Fehr A, Gray J, et al. Real-time DNA sequencing from single polymerase molecules［J］. Science, 2009, 323: 133－138.

［17］ Levene M J, Korlach J, Turner S W, et al. Zero-mode waveguides for single-molecule analysis at high concentrations［J］. Science, 2003, 299: 682－686.

［18］ English A C, Salerno W J, Hampton O A, et al. Assessing structural variation in a personal genome-towards a human reference diploid genome［J］. BMC Genomics, 2015, 16: 286.

［19］ Schatz M C, Delcher A L, Salzberg S L. Assembly of large genomes using second-generation sequencing［J］. Genome Res, 2010, 20: 1165－1173.

［20］ Carneiro M O, Russ C, Ross M G, et al. Pacific biosciences sequencing technology for genotyping and variation discovery in human data［J］. BMC Genomics, 2012, 13: 375.

［21］ Quail M A, Smith M, Coupland P, et al. A tale of three next generation sequencing platforms: comparison of Ion Torrent, Pacific Biosciences and Illumina MiSeq sequencers［J］. BMC Genomics, 2012, 13: 341.

［22］ Koren S, Schatz M C, Walenz B P, et al. Hybrid error correction and de novo assembly of single-molecule sequencing reads［J］. Nat Biotechnol, 2012, 30: 693 - 700.

［23］Larsen P A, Heilman A M, Yoder A D. The utility of PacBio circular consensus sequencing for characterizing complex gene families in non-model organisms［J］. BMC Genomics, 2014, 15: 720.

［24］Goodwin S, Gurtowski J, Ethe-Sayers S, et al. Oxford Nanopore sequencing, hybrid error correction, and de novo assembly of a eukaryotic genome［J］. Genome Res, 2015, 25: 1750 - 1756.

［25］Jain M, Fiddes I T, Miga K H, et al. Improved data analysis for the MinION nanopore sequencer［J］. Nat Methods, 2015, 12: 351 - 356.

［26］Quick J, Ashton P, Calus S, et al. Rapid draft sequencing and real-time nanopore sequencing in a hospital outbreak of *Salmonella*［J］. Genome Biol, 2015, 16: 114.

［27］Quick J, Loman N J, Duraffour S, et al. Real-time, portable genome sequencing for Ebola surveillance［J］. Nature, 2016, 530: 228 - 232.

［28］Park P J. ChIP-seq: advantages and challenges of a maturing technology［J］. Nat Rev Genet, 2009, 10: 669 - 680.

［29］Rauch C, Trieb M, Wibowo F R, et al. Towards an understanding of DNA recognition by the methyl-CpG binding domain 1［J］. J Biomol Struct Dyn, 2005, 22: 695 - 706.

［30］Oda M, Glass J L, Thompson R F, et al. High-resolution genome-wide cytosine methylation profiling with simultaneous copy number analysis and optimization for limited cell numbers［J］. Nucleic Acids Res, 2009, 37: 3829 - 3839.

［31］Irizarry R A, Ladd-Acosta C, Carvalho B, et al. Comprehensive high-throughput arrays for relative methylation (CHARM)［J］. Genome Res, 2008, 18: 780 - 790.

［32］Meissner A, Gnirke A, Bell G W, et al. Reduced representation bisulfite sequencing for comparative high-resolution DNA methylation analysis［J］. Nucleic Acids Res, 2005, 33: 5868 - 5877.

［33］Flusberg B A, Webster D R, Lee J H, et al. Direct detection of DNA methylation during single-molecule, real-time sequencing［J］. Nat Methods, 2010, 7: 461 - 465.

［34］Wescoe Z L, Schreiber J, Akeson M. Nanopores discriminate among five C5 - cytosine variants in DNA［J］. J Am Chem Soc, 2014, 136: 16582 - 16587.

［35］Cirulli E T, Goldstein D B. Uncovering the roles of rare variants in common disease through whole-genome sequencing［J］. Nat Rev Genet, 2010, 11: 415 - 425.

［36］Prat A, Perou C M. Mammary development meets cancer genomics［J］. Nat Med, 2009, 15: 842 - 844.

［37］Abecasis G R, Altshuler D, Auton A, et al. A map of human genome variation from population-scale sequencing［J］. Nature, 2010, 467: 1061 - 1073.

［38］Auton A, Brooks L D, Durbin R M, et al. A global reference for human genetic variation［J］. Nature, 2015, 526: 68 - 74.

[39] Sudmant P H, Rausch T, Gardner E J, et al. An integrated map of structural variation in 2,504 human genomes[J]. Nature, 2015, 526: 75-81.

[40] Consortium U K, Walter K, Min J L, et al. The UK10K project identifies rare variants in health and disease[J]. Nature, 2015, 526: 82-90.

[41] Gudbjartsson D F, Helgason H, Gudjonsson S A, et al. Large-scale whole-genome sequencing of the Icelandic population[J]. Nat Genet, 2015, 47: 435-444.

[42] Sidore C, Busonero F, Maschio A, et al. Genome sequencing elucidates Sardinian genetic architecture and augments association analyses for lipid and blood inflammatory markers[J]. Nat Genet, 2015, 47: 1272-1281.

[43] Iossifov I, O'Roak B J, Sanders S J, et al. The contribution of de novo coding mutations to autism spectrum disorder[J]. Nature, 2014, 515: 216-221.

[44] Treutlein B, Brownfield D G, Wu A R, et al. Reconstructing lineage hierarchies of the distal lung epithelium using single-cell RNA-seq[J]. Nature, 2014, 509: 371-375.

[45] Li S, Tighe S W, Nicolet C M, et al. Multi-platform assessment of transcriptome profiling using RNA-seq in the ABRF next-generation sequencing study [J]. Nat Biotechnol, 2014, 32: 915-925.

[46] Sharon D, Tilgner H, Grubert F, et al. A single-molecule long-read survey of the human transcriptome[J]. Nat Biotechnol, 2013, 31: 1009-1014.

[47] Schatz M C, Langmead B. The DNA Data Deluge: Fast, efficient genome sequencing machines are spewing out more data than geneticists can analyze[J]. IEEE Spectr, 2013, 50: 26-33.

[48] Pop M, Salzberg S L. Bioinformatics challenges of new sequencing technology[J]. Trends Genet, 2008, 24: 142-149.

[49] Griffith M, Miller C A, Griffith OL, et al. Optimizing cancer genome sequencing and analysis[J]. Cell Syst, 2015, 1: 210-223.

[50] Gargis A S, Kalman L, Berry M W, et al. Assuring the quality of next-generation sequencing in clinical laboratory practice[J]. Nat Biotechnol, 2012, 30: 1033-1036.

[51] Sunyaev S R. Inferring causality and functional significance of human coding DNA variants[J]. Hum Mol Genet, 2012, 21: R10-17.

[52] Chrystoja C C, Diamandis E P. Whole genome sequencing as a diagnostic test: challenges and opportunities[J]. Clin Chem, 2014, 60: 724-733.

[53] McGuire A L, Joffe S, Koenig B A, et al. Point-counterpoint. Ethics and genomic incidental findings[J]. Science, 2013, 340: 1047-1048.

第二章

肺癌流行病学和靶向治疗

肺癌是中国和世界范围内癌症死亡的首要原因[1]。2015 年全国肿瘤登记中心最新发布的数据显示,我国肺癌新发病例约 73.33 万(男性 50.93 万,女性 22.4 万),占全部恶性肿瘤新发病例的 17.09%;肺癌新发死亡病例 61.02 万,占全部肿瘤新发死亡病例的 21.68%。

肺癌中以非小细胞肺癌(non-small cell lung cancer,NSCLC)占比最多,约为 85%,而不可手术的 NSCLC 5 年生存率只有 16%[2]。

第一节　肺癌的诊断

肺癌是一个多基因、多方式、变异积累的复杂病变过程。而早期诊断、及时干预可以预防、阻断或者延迟肺癌的疾病进程,能将早期肺癌患者的 5 年生存率提高到 70% 以上,是目前肺癌研究及治疗的关键。遗憾的是,由于缺乏明显的临床征象以及可靠的诊断和预测标志物,70% 的患者在确诊时往往已经发生转移,失去了最佳治疗时机。广泛开展肺癌筛查,做到早诊断、早预防、早干预,可显著降低肺癌病死率。

众所周知,吸烟是肺癌的致病因素之一。然而在 50 岁以前,性别和吸烟对肺癌发病的影响不大。在美国,肺癌筛查人群定为年龄 55 岁以上、吸烟指数 400 支/年,不过这个筛查年龄并不适合中国人群。在中国非吸烟相关性肺癌也很常见,这可能与长期接触油烟、二手烟以及环境污染等因素有关。目前有很多学者认为,中国人群的肺癌筛查可能需要从 40 岁开始。不仅如此,肺癌筛查还有很多问题。例如,缺乏随机对照研究,如何判定高危群体等。如果大规模筛查后发现绝大多数被筛查对象并不是肺癌患者,这势必造成公共医疗资源的浪费以及过度筛查可能带来的对人体的损伤。从数据上看,近年来肺癌高危人群电子计算机断层扫描(computed tomography,CT)筛查阳性率仅为 51%[3]。CT在肺癌诊断上也有其局限性,经常会出现 CT 报告与病理结果不一致。而且 CT检查也存在一定程度的放射性危害。由此看来,如果有更灵敏、更安全的筛查工具,就能在疾病早期进行明确诊断,从而有针对性地制订科学合理的个体化治疗方案,也避免了对疑似患者进行不必要的过度治疗。

第二节 肺癌的常见靶向治疗

虽然临床上大多数肺癌患者初诊时已为晚期,但随着靶向药、化疗药及抗血管生成药物的飞速更新,晚期肺癌患者的总体生存期还是有了明显延长。如何使靶向治疗更精准、预后更好,这需要更合理地将综合治疗手段与基因组学及蛋白组学的检测结合起来。下面介绍一下肺癌靶向治疗与基因检测的应用。

靶向治疗的核心是找到有效的靶点。靶点需具备特异性,在肿瘤细胞内呈高表达或者肿瘤细胞对该靶点有高度的依赖性,而在正常细胞内应该是缺失的,这样才能避免靶向药物杀伤正常细胞而带来严重的不良反应。表皮生长因子受体(epithelial growth factor receptor,*EGFR*)是肺癌中最早发现的驱动基因。2004 年,通过对比 *EGFR* 酪氨酸激酶抑制剂(*EGFR* tyrosine kinase inhibitor,*EGFR* - TKI)吉非替尼敏感标本与非敏感标本的 *EGFR* 基因序列,发现 *EGFR*基因酪氨酸激酶区突变与吉非替尼药物敏感性相关。随着对 *EGFR* 信号通路研究的深入,活化突变的 *EGFR* 基因成为预测 *EGFR* - TKI 疗效最重要的生物标志物,*EGFR* - TKI 治疗 *EGFR* 活化突变阳性患者的有效率高达 71.2%[4]。*EGFR* 突变的发现使靶向治疗瞄准了肺癌特定驱动基因及其下游信号通路。目前已开发出四代 *EGFR* - TKI,其中多数已用于肺癌的临床治疗。

实施靶向治疗首先必须筛选出对靶向药物敏感、预期疗效较好的患者,基因测序恰恰能提供此类帮助。测序技术的蓬勃发展,加上癌症基因组图谱(The Cancer Genome Atlas,TCGA)计划和癌症体细胞突变目录(Catalog of Somatic Mutations in Cancer,COSMIC)等项目的推进,越来越多的体细胞变异和基因表达变化被挖掘出来,靶向治疗的思路也得到进一步拓宽。

1. 肺腺癌的驱动基因

我们将与肿瘤发生发展密切相关的基因称为肿瘤驱动基因。关于肺癌的驱动基因是目前研究最多的,60%～70%的肺癌患者都能找到驱动基因,其中又以肺腺癌居多,有80%～90%能找到肿瘤驱动基因,这为肺癌的精准治疗和个体化治疗提供了很大的帮助。美国有研究数据显示,白种人群患肺腺癌时 Kirsten 鼠肉瘤病毒原癌基因(Kirsten rat sarcoma virus oncogene,*KRAS*)的突变最常见,占 32.2%[5],其次是 *EGFR*、1 型神经纤维瘤(neurofibromatosis type 1,*NF1*)基因[6]和鼠类肉瘤滤过性毒菌致癌同源体 B1(v-raf murine sarcoma viral oncogene homolog B1,*BRAF*)[7],分别占 11.3%、8.3%和 7.0%。而有关亚洲人群的研究数据显示,肺腺癌患者中 *EGFR* 突变最常见,突变发生率可达 50%。除 *EGFR* 以外,肺腺癌的主要驱动基因还有间变性淋巴瘤激酶(anaplastic lymphoma kinase,*ALK*)基因、c-ROS 癌基因-1(c-ROS oncogene 1,*ROS1*)、人表皮生长因子受体-2(human epidermal growth factor receptor 2,*HER2*)基因和转染重排(rearranged during transfection,*RET*)基因等。

2. 肺鳞癌及小细胞肺癌的驱动基因

肺鳞癌中也发现了很多驱动基因,不同的是,腺癌中主要是基因发生了突变或者融合,而鳞癌中大多是出现了基因拷贝数改变。由于发生基因拷贝数改变的情况较多,所以不能单纯以此来作为衡量鳞癌驱动基因的标准。研究发现,很多肺鳞癌中的基因拷贝数改变,并不是简单的基因重排,也可能是成纤维细胞生长因子受体 1(fibroblast growth factor receptor 1,*FGFR1*)基因扩增、磷脂酰肌醇-3 激酶催化 α 多肽(phosphoinositide-3 kinase,catalytic,α polypeptide,*PIK3CA*)基因突变或者其他改变所引起的。近年来,有关肺鳞癌驱动基因的研究取得了一些重要成果。大规模测序结果显示,肺鳞癌患者的驱动基因大多数与磷脂酰肌醇-3 激酶(phosphatidylinositol-3 kinase,*PI3K*)/蛋白激酶 B(protein kinase B,*PKB* 也称为 *AKT*)通路(*PI3K/AKT* 通路)以及 *EGFR* 酪氨酸激酶信号转导通路相关[8],包括 *PIK3CA* 突变(占 16%)[9]、第 10 号染色体同源缺失性磷酸酶-张力蛋白(phosphatase and tensin homolog deleted on chromosome ten，*PTEN*）基因的突变或缺失（占 15%）[10]、*FGFR1* 扩增或突变（占 18%）、人血小板源性生长因子受体 α（platelet-derived growth factor receptor α，*PDGFRα*）基因扩增或突变（占 9%），以及 *BRAF* 突变、*HER2* 扩增和盘状结构域受体 2（discoidin domain receptor 2，*DDR2*）突变（均占 4%）等。

小细胞肺癌（small cell lung cancer，SCLC）占肺癌的 13%～15%，以分化程度低、恶性程度高、转移早为特点，放、化疗是目前主要的治疗手段，仅 2%～5% 的局限期患者可进行手术治疗。与 NSCLC 相比，SCLC 预后较差，5 年生存率仅为 1%～5%。SCLC 与吸烟有很大相关性，仅有 2% 的 SCLC 是发生在不吸烟人群中。大规模测序发现 SCLC 的基因突变谱比较复杂多样，最普遍的是肿瘤蛋白 53（tumor protein 53，*TP53*）基因突变和视网膜母细胞瘤 1（retinoblastoma 1，*RB1*）基因功能失活，其他变异还包括骨髓细胞瘤病毒致癌基因（myelocytomatosis viral oncogene，*MYC*）的扩增，B 细胞淋巴瘤-2（B-cell lymphoma 2，*BCL*-2）基因和干细胞生长因子受体（stem cell growth factor receptor，*SCFR* 也称为 *KIT*）基因的过表达，以及神经内分泌基因如嗜铬粒蛋白 A（chromogranin A，*CHGA*）基因、胰岛素瘤相关基因如胰岛素瘤关联蛋白 1（Insulinoma-associated 1，*INSM1*）基因的过表达等。

3. 驱动基因突变的靶向治疗

1）*EGFR* 突变

（1）第一代 *EGFR*-TKI。很多大型的Ⅲ期临床试验已经证实，*EGFR*-TKI 具有高效低毒的特点，并能带给患者更好的生活质量，比细胞毒药物更有优势。因此，几乎所有的指南都推荐 *EGFR*-TKI 作为 *EGFR* 突变的一线治疗用药。主要代表药物有吉非替尼、厄洛替尼。

（2）第二代 *EGFR*-TKI。LUX-Lung 7 临床研究的 2 期结果显示，对于 *EGFR* 突变的初治患者，二代 TKI 阿法替尼比吉非替尼更能显著地延长中位无进展生存期（progress free survival，PFS）。对于一线化疗期间或治疗后病情进展的肺鳞癌，在 LUX-Lung 8 临床研究中使用阿法替尼和厄洛替尼进行了头对头比较。数据显示，与厄洛替尼相比，阿法替尼显著地延长了肺癌的无进展生存期，病情进展风险降低 19%；同时，阿法替尼也显著地延长了总生存期，死亡风险降低 19%；此外，阿法替尼还显著地提高了疾病控制率（51% *vs* 40%，*P* = 0.02）；阿法替尼治疗组患者的生活质量和症状控制也得到了改善；安全性方面，两组间严重不良事件发生率相似，但在特定不良反应上具有差异性。阿法替尼治疗组的严重腹泻和口腔炎发生率较高：3 级腹泻（10% *vs* 2%）、3 级口腔炎（4% *vs* 0%）；厄洛替尼治疗组则在皮疹和痤疮方面表现出较高的发生率：3 级皮疹/痤疮（10% *vs* 6%）[11,12]。

（3）第三代 *EGFR* - *TKI*。*EGFR* - *TKI* 治疗中最常见的获得性耐药机制是 *EGFR* 的二次突变（其中 T790M 突变占 50%～65%），由此也诞生了第三代 *EGFR* - *TKI*。代表药物为奥希替尼，其对 TKI 治疗后进展的 *EGFR* - T790M 突变患者，总响应率可达 61%，中位 PFS 为 9.6 个月[13]。

肺癌治疗中并不是一味地单用 *EGFR* - *TKI*，也有研究在探索与细胞毒药物或贝伐珠单抗的联用方案。临床试验表明，与厄洛替尼单药相比，厄洛替尼联合贝伐珠单抗可显著延长 *EGFR* 突变 NSCLC 患者的 PFS。

（4）*EGFR* 单克隆抗体。*EGFR* 信号通路在肺癌形成过程中有着重要的作用，即便 *EGFR* 没有发生突变也一样，如鳞癌中就常见基因扩增导致的 *EGFR* 过表达。除了针对 *EGFR* 突变的 TKI，*EGFR* 单克隆抗体西妥昔单抗（cetuximab）和耐昔妥珠单抗（necitumumab）在肺癌的治疗中同样也具有较高临床价值。与顺铂或吉西他滨/顺铂相比，耐昔妥珠单抗联合吉西他滨明显提高了晚期肺鳞癌患者的总体生存率（overall survival，OS）。

2）*KRAS* 基因突变

KRAS 突变是最常见的驱动基因之一，常见于腺癌，尤以亚洲的不吸烟人群为多，大多数靶向该基因的药物都疗效甚微。临床试验表明司美替尼（selumetinib）可能对抑制 *KRAS* 下游信号有较好的效果。司美替尼是丝裂原活化蛋白激酶（mitogen-activated protein kinase kinase，*MAPKK* 也称为 *MEK*）的抑制剂，因此可以抑制 *KRAS* 的信号，有研究表明司美替尼联合多西他赛与安慰剂联合多西他赛相比，可显著提高 *KRAS* 突变 NSCLC 患者的无病生存率（PFS）（5.3 个月 *vs* 2.1 个月，*P* = 0.014）。一直以来，*KRAS* 都是很难成功地进行靶向治疗的一个基因，不过最近的两项研究为人们带来了新的曙光。通

过大规模筛选和生物信息学分析,Sai 等发现化合物 3144 可以特异性地结合活化突变的 *KRAS* - G12D,并抑制小鼠肿瘤的生长。另一项研究中,Athuluri 等发现 rigosertib 可以结合在大鼠肉瘤病毒癌基因的结合域,从而抑制了 *KRAS* 信号通路的活化。

3) *ALK* 转位

ALK 基因的转位激活,在 NSCLC 患者中占 1%～7%。克唑替尼是一种靶向治疗 *ALK* 和 *ROS1* 基因融合、间质-上皮细胞转换(mesenchymal-epithelial transition,*MET*)基因跳跃突变的抑制剂,在 *ALK*、*ROS1* 或 *MET* 激酶活性异常的肿瘤患者中有良好的疗效。在一线和二线药物治疗 *ALK* 阳性肺癌的两项独立随机试验中,克唑替尼较标准化疗能显著延长 PFS。但是克唑替尼在 *ALK* 融合的 NSCLC 患者中也有耐药情况发生,主要的耐药机制是 *ALK* 二次突变,包括 1151Tins、Leu1152Arg、Cys1156Tyr、Ile1171Thr、Phe1174Leu、Val1180Leu、Leu1196Met、Gly1202Arg、Ser1206Tyr 和 Gly1296Ala 突变。针对这些二次突变,又开发出了新的 *ALK* 抑制剂,第二代 *ALK* 抑制剂有色瑞替尼(ceritinib)、艾乐替尼(alectinib)、布吉他滨(brigatinib)和第三代 *ALK* 抑制剂洛拉替尼(lorlatinib)等。

ALK 的突变非常复杂,我们可以借助 NGS 来区分突变位点,再根据图 2-1 选择对应的药物。

4) *ROS1* 转位

1%～2% NSCLC 患者的 *ROS1* 基因存在 6q22 染色体重排,腺癌、年轻及不吸烟患者最常见。临床研究数据表明,*ROS1* 阳性的 NSCLC 患者中,克唑替尼治疗的有效率为 72%,中位生存期达 19.2 个月。包括色瑞替尼、卡博替尼(cabozantinib)、entrectinib 和洛拉替尼等一些新的 *ROS1* 抑制剂正在评估当中。有病例研究提示色瑞替尼对克唑替尼治疗后进展的 *ROS1* 阳性患者可能具有抗肿瘤活性[14]。

5) *RET* 转位

测序发现 1%～2% NSCLC 患者有 *RET* 转位,以不吸烟、年轻腺癌患者或腺鳞癌患者常见。而有研究表明多靶点酪氨酸激酶抑制剂具有抗 *RET* 激酶活性,例如舒尼替尼(sunitinib)、索拉非尼(sorafenib)、凡德他尼(vandetanib)、

细胞ALK磷酸化平均半抑制浓度(nmol/L)					
突变位置	克唑替尼	色瑞替尼	艾乐替尼	布吉他滨	洛拉替尼
Parental Ba/F3	763.9	885.7	890.1	2774.0	11293.8
EML4-ALK V1	38.6	4.9	11.4	10.7	2.3
EML4-ALK C1156Y	61.9	5.3	11.6	4.5	4.6
EML4-ALK I1171N	130.1	8.2	397.7	26.1	49.0
EML4-ALK I1171S	94.1	3.8	177.0	17.8	30.4
EML4-ALK I1171T	51.4	1.7	33.6[a]	6.1	11.5
EML4-ALK F1174C	115.0	38.0[a]	27.0	18.0	8.0
EML4-ALK L1196M	339.0	9.3	117.6	26.5	34.0
EML4-ALK L1198F	0.4	196.2	42.3	13.9	14.8
EML4-ALK G1202R	381.6	124.4	706.6	129.5	49.9
EML4-ALK G1202del	58.4	50.1	58.8	95.8	5.2
EML4-ALK D1203N	116.3	35.3	27.9	34.6	11.1
EML4-ALK E1210K	42.8	5.8	31.6	24.0	1.7
EML4-ALK G1269A	117.0	0.4	25.0	ND	10.0
EML4-ALK D1203N+F1174C	338.8	237.8	75.1	123.4	69.8
EML4-ALK D1203N+E1210K	153.0	97.8	82.8	136.0	26.6

IC$_{50}$ < 50 nmol/L

IC$_{50}$ > 50 < 200 nmol/L

IC$_{50}$ > 200 nmol/L

图 2-1　ALK 突变与相应药物的半抑制浓度

图片来源：Gainor JF, Dardaei L, Yoda S, et al. Molecular Mechanisms of Resistance to First- and Second-Generation ALK Inhibitors in ALK-Rearranged Lung Cancer[J]. Cancer Discov, 2016, 6(10)：1118-1133.

注：EML4-ALK：棘皮动物微管相关类蛋白 4(EML4)基因与 ALK 基因的重排

cabozantinib、艾乐替尼、阿帕替尼(apatinib)、乐伐替尼(lenvatinib)和帕纳替尼(ponatinib)，这些药物单药治疗的总响应率在 17%~63%之间。凡德他尼联合依维莫司响应率更高，可以达到 83%。

6）BRAF 突变

BRAF 是 KRAS 通路下游重要的信号分子，可激活丝裂原活化蛋白激酶(mitogen-activated protein kinase，MAPK)通路。腺癌患者中有 3%~8%发生 BRAF 突变，主要为吸烟的腺癌患者。50%的 BRAF 突变是 BRAF-V600E

突变。其他常见的 *BRAF* 突变还包括 *BRAF* – G469A/V、*BRAF* – D594G，各约占 35%、6%。研究显示达帕菲尼（dabrafenib）和其他 *BRAF* 抑制剂可引起 *RAS* 信号的补偿性增加[15]，因此，通常将 *BRAF* 抑制剂与 *MEK* 抑制剂联合应用于黑色素瘤和肺癌的相关研究。

7）*HER2* 突变

HER2 突变在 NSCLC 中占 1%～2%，主要多见于女性、不吸烟以及腺癌患者。多数 *HER2* 突变是第 20 号外显子读码框移位。一项回顾性分析显示 *HER2* 突变阳性患者的疾病控制率可达到非常高的水平：曲妥珠单抗（trastuzumab）联合化疗的有效率为 67%，阿法替尼的有效率为 33%[16]。

8）*NTRK1* 转位

神经营养性酪氨酸激酶受体 1 型（neurotrophic tyrosine kinase，receptor，type 1，*NTRK1*）基因转位是 NSCLC 中的一种罕见驱动突变，突变率小于 1%。在一项涉及 1 378 名 NSCLC 患者的研究中仅发现了 1 例 *NTRK1* 转位[17]，最新研究发现一种多靶点 TKI 可能对 *NTRK1* 转位有效[18]。

9）*MET* 扩增或突变

MET 的信号能通过基因扩增和受体基因 14 外显子突变激活。14 外显子跳跃突变在肺腺癌人群中大约占 3%，扩增占 1%～4%。*MET* 的扩增和过表达可能导致 *EGFR* – TKI 或其他酪氨酸激酶抑制剂治疗后出现病情进展。目前在研的 *MET* 抑制剂包括 INC280、MGCD265[19,20]等。

10）抗血管生成药物

血管生成在肿瘤发生发展进程中具有非常重要的作用。血管内皮生长因子（vascular endothelial growth factor，*VEGF*）是血管生成的主要调节因子，*VEGF* 表达增强与预后差相关。临床试验表明 *VEGF* 抗体贝伐珠单抗与细胞毒药物联用可有显著获益。在 REVEL 研究和 LUME-lung1 研究中，相比多西他赛单药组，*VEGF* 受体抗体雷莫芦单抗（ramucirumab）与多西他赛联用以及靶向 *VEGF* 受体的小分子酪氨酸激酶抑制剂 ninedanib 与多西他赛联用，均可改善 PFS 和 OS[21]。

4. 免疫靶向治疗

肿瘤免疫治疗，是指利用人体免疫系统的某些成分来对抗肿瘤的治疗方法。

可以分为两种方式：第一种是刺激患者自身的免疫系统，使其免疫功能增强并杀伤肿瘤细胞；第二种是给患者输入外源性的免疫系统成分，以增强免疫反应，如人造免疫系统蛋白质。在过去的几十年中，免疫治疗已经成为治疗肿瘤的重要组成部分。

免疫系统是一个非常复杂的全身系统，包含多个器官、特殊的细胞和分子，主要通过细胞免疫和体液免疫来保护机体免受感染和疾病的影响。免疫系统能跟踪检测机体内几乎所有物质，包括任何异体组分。细菌含有的特殊蛋白、肿瘤细胞表达的异常蛋白都会被免疫系统看作是"外来者"而受到攻击，免疫反应可以破坏含有非正常机体分子的细菌或肿瘤细胞。然而免疫系统对抗肿瘤的能力是有限的，许多免疫系统正常的人群仍然会发生肿瘤。这是因为有时候肿瘤细胞与正常细胞差异不大，免疫系统无法识别；有时候免疫系统虽然识别了，但是免疫反应可能并没有产生足够的杀伤力。肿瘤细胞本身也可以释放免疫抑制因子来抵抗免疫细胞的杀伤作用。针对这些问题，研究人员也在寻找一些方法来帮助免疫系统识别肿瘤细胞，同时加强免疫反应以达到消灭肿瘤的目的。下面就近来免疫治疗的研究热点做一下介绍。

单克隆抗体：是人造版本的免疫系统蛋白。抗体在治疗肿瘤方面非常有效，因为它们可以被设计来攻击肿瘤细胞特定的抗原表位。如西妥昔单抗不仅能直接抑制 *EGFR* 通路，同时还具备潜在的细胞毒性及补体激活功能。更多单克隆抗体如巴维昔单抗（bavituximab）、patritumab、rilotumumab 以及 IMMU-132 等的研究也在开展中。

免疫检查点抑制剂：避免对机体正常细胞的杀伤，是免疫系统的安全原则，否则其后果可能比肿瘤还严重。而肿瘤细胞也利用了这点来逃避免疫攻击。大量研究发现，肿瘤细胞中高表达的免疫检查点抑制信号分子如程序死亡配体 1（programmed death ligand 1，PD-L1）、细胞毒 T 淋巴细胞相关抗原-4（cytotoxic T lymphocyte-associated antigen-4，CTLA-4）等，对免疫系统有较强的抑制作用，阻止这些分子与肿瘤细胞的结合，有助于免疫细胞（主要是杀伤性 T 细胞）识别和攻击肿瘤细胞。在肺癌治疗方面，细胞程序死亡受体 1（programmed death 1 receptor，PD-1）抗体纳武单抗（nivolumab）及派姆单抗（pembrolizumab）都取得较好的疗效，目前已被应用于 NSCLC 的二线药物治疗。免疫治疗联合用药的策略也有不错效果，如 CTLA‐4 抗体伊匹单抗（ipilimumab）联合 PD‐1/PD‐L1 抗体的治疗方案。

肿瘤疫苗：疫苗的使用是免疫学科发展的推动力，在人类卫生事业上做出了重要贡献。肿瘤治疗性疫苗旨在激活自身免疫系统来对抗肿瘤特异性的抗原。像 GV1001[22]、TG4010[23,24]等疫苗正在进行Ⅰ‐Ⅱb 期临床研究，疗效需待进一步验证。

其他非特异性免疫治疗：这些治疗以一般方式促进免疫系统的功能，主要起到辅助治疗的作用。如改善 T 细胞向肿瘤部位的迁移能力、改善 T 细胞活性等。

第三节　其他靶向治疗

1. 靶向抑癌基因

TP53 是最常见的抑癌基因，但其在靶向治疗中的作用未能得到验证。临床前期的动物模型中对靶向 TP53 基因进行了探索，结果并不令人满意。目前，对 TP53 靶向治疗没有进一步的相关研究。

2. 靶向表观遗传学机制

表观遗传学是指在 DNA 序列不发生改变的情况下，基因的表达水平与功能发生变化，并产生了可遗传表型的现象。表观遗传学的主要研究内容包括 DNA 甲基化、组蛋白修饰、染色质重塑、非编码 RNA 调控等。这些表观遗传学变化与许多疾病的发生发展有关。近些年，表观遗传学的研究取得了很多进展，研究发现酵母交换型转换/蔗糖不发酵（yeast mating-type switching/sucrose non-fermenting，SWI/SNF）相关的矩阵相关肌动蛋白依赖性染色质调节子亚族 a 成员 4（SWI/SNF related，matrix associated，actin dependent regulator of chromatin，subfamily a，member 4，SMARCA4）的突变和 AT 丰富结合域 1A（AT-Rich interaction domain 1A，ARID1A）基因突变在腺癌中的发生率分别是 8%，10%[25]；混合谱系白血病 2（mixed lineage leukemia 2，MLL2）基因突变在鳞癌中的发生率为 19%；环磷腺苷效应元件结合蛋白（cAMP-response element binding protein，*CREB*）的结合蛋白（*CREB* binding protein，*CREBBP*）及 E1A 结合蛋白 300（E1A binding protein 300，*EP300*）组蛋白变异在 SCLC 约占 18%[26]。有关表观遗传学机制的前期研究虽然取得了一定成果，但要应用于临床仍需更多的证据。

3. DNA 损伤修复

DNA 损伤修复是一个非常复杂的过程，包括多种 DNA 修复蛋白、细胞调节因子及细胞周期关卡的协同作用等。有关修复蛋白基因多聚腺苷二磷酸核糖聚合酶（poly ADP-ribose polymerase，*PARP*）及 E2F 转录因子 1（E2F transcription factor 1，*E2F1*）的抑制剂在临床前期体外实验中取得了一定疗效。Ⅰ期研究中 *PARP* 抑制剂 talazoparib 使 SCLC 中的 2/11（18%）获得缓解[27]。这些临床研究的结果提示，治疗 DNA 损伤修复的关键，是找出存在 DNA 损伤并能从治疗中获益的这部分患者。

4. 靶向细胞周期及关卡激酶

细胞周期关卡激酶如周期蛋白依赖性激酶 4/6（cyclin-dependent protein kinase 4/6，*CDK4/6*）的抑制剂在肺癌中的作用正在研究中。一项Ⅱ期试验中，细胞周期依赖性激酶抑制剂 2A（cyclin dependent kinase inhibitor 2A，*CDKN2A*）基因的抑制剂 palbociclib 治疗晚期 NSCLC，8/16（50%）患者获得疾病稳定（stable disease，SD）[28]。另一项有关 *CDK4/6* 抑制剂 abemaciclib 的Ⅰ期研究中，1/49（2%）患者获得部分缓解（partial response，PR），总的疾病控制率为 51%，在 *KRAS* 突变患者中效果更为显著（疾病控制率 54% *vs* 37%）。目前，Lung－MAP 试验中正在进行 palbociclib 与 *MEK* 抑制剂 PD0325901 联合应用的研究[29]。其他细胞周期靶向药如 LY2606368[27]、LY260361[30] 等也在进行单药或与传统化疗联用的临床研究，疗效尚需更多大型临床研究予以验证。

5. 靶向肿瘤干细胞样细胞

有研究观察到，靶向药耐药的患者中存在 NSCLC 向 SCLC 转化的情况。

由此人们猜想，肿瘤干细胞样细胞具备自我更新的能力，能分化成不同的细胞类型，但这一假设有很多难点和关键点亟待解决。在大量肿瘤标本中已检测到诸多干细胞标记物，如 CD133、CD166、CD44、乙醛脱氢酶 1(aldehyde dehydrogenase 1，ALDH1)、δ 样蛋白 3(delta like protein 3，DLL3)等，目前已在开发靶向此类标记物的治疗药物。近期的一项 I 期研究中，DLL3 抗体抑制剂 rovalpituzumab 用于治疗复发 SCLC，34% PR，31% SD；而 DLL3 在 SCLC 中的表达率可高达 70%。

靶向信号通路是肿瘤干细胞样细胞治疗的另一个重要途径。例如，RO4929097 靶向 *NOTCH* 通路在 NSCLC 小鼠模型上呈现了一定抗肿瘤效果，但在临床研究中因疗效欠佳而提前终止了试验[31]。另一个 *NOTCH* 通路抑制剂 BMS－906024 在实体瘤中的作用正在进行研究[32]。

肿瘤干细胞靶向药与化疗的联合治疗也比较受关注。在一项肺鳞癌 I b 期临床研究中，肿瘤干细胞靶向药 demcizumab 联合培美曲塞治疗的结果显示毒副作用可耐受，有 3% 患者获得完全缓解，47%患者获得部分缓解。demcizumab 联合培美曲塞＋卡铂用于肺鳞癌患者一线治疗的研究也已启动[33]。

6. 靶向肿瘤新陈代谢

越来越多的研究发现，肿瘤细胞与正常细胞新陈代谢的差异性，主要集中于瓦氏效应的重新激活以及肿瘤细胞依赖的丝氨酸、谷氨酰胺和甘氨酸的代谢，这对深入理解高度差异化细胞类型的肿瘤转移具有重大意义。有研究发现甘氨酸脱羧酶基因在肺癌中特异性增高并在分化中起作用，而甘氨酸脱羧酶是丝氨酸-甘氨酸通路的关键酶。另外一些丝氨酸-甘氨酸通路酶如丝氨酸羟甲基转移酶 2[34] 及 3－磷酸甘油酸脱氢酶[35] 也在其他肿瘤中呈特异性改变。靶向这些代谢酶的药物正在进行临床前期的研究[36]。

小　结

肿瘤耐药的发生如 *EGFR*－TKI 耐药后出现 *EGFR*－T790M 突变，显示基因突变对肿瘤进化具有极其重要的作用,其机制主要有两方面:预先适应(耐药前即存在)和用药后适应。前一理论获得更多证据支持,即大多数突变在耐药前就已存在,只是由于丰度较低且当前测序技术较局限而未被检测出来。从理论上讲,只要靶向肿瘤的主要驱动基因即可获得较好疗效。肺癌作为目前驱动基因研究最多的肿瘤,有很多可选的靶向治疗策略,但这些靶向药物之间既有不同,又有交叉,这需要进一步提高测序技术,以明确更多的生物标志物,才能做到更精准的个体化治疗。

参考文献

［1］Torre L A，Bray F，Siegel R L，et al. Global cancer statistics，2012［J］. CA Cancer J Clin，2015，65：87-108.

［2］Rosell R，Karachaliou N. Large-scale screening for somatic mutations in lung cancer ［J］. Lancet，2016，387：1354-1356.

［3］MacMahon H，Austin J H，Gamsu G，et al. Guidelines for management of small pulmonary nodules detected on CT scans：a statement from the Fleischner Society ［J］. Radiology，2005，237：395-400.

［4］Mok T S，Wu Y L，Thongprasert S，et al. Gefitinib or carboplatin-paclitaxel in pulmonary adenocarcinoma［J］. N Engl J Med，2009，361：947-957.

［5］Cancer Genome Atlas Research Network. Comprehensive molecular profiling of lung adenocarcinoma［J］. Nature，2014，511：543-550.

［6］de Bruin E C，Cowell C，Warne P H，et al. Reduced NF1 expression confers resistance to EGFR inhibition in lung cancer［J］. Cancer Discov，2014，4：606-619.

［7］Dong J，Phelps R G，Qiao R，et al. BRAF oncogenic mutations correlate with progression rather than initiation of human melanoma［J］. Cancer Res，2003，63：3883-3885.

［8］Engelman J A，Zejnullahu K，Mitsudomi T，et al. MET amplification leads to Gefitinib resistance in lung cancer by activating ERBB3 signaling［J］. Science，2007，316：1039-1043.

［9］Ludovini V，Bianconi F，Pistola L，et al. Phosphoinositide-3-kinase catalytic alpha and KRAS mutations are important predictors of resistance to therapy with epidermal growth factor receptor tyrosine kinase inhibitors in patients with advanced non-small cell lung cancer［J］. J Thorac Oncol，2011，6：707-715.

［10］Sos M L，Koker M，Weir B A，et al. PTEN Loss Contributes to Erlotinib Resistance in EGFR-Mutant Lung Cancer by Activation of Akt and EGFR［J］. Cancer Res，2009，69：3256-3261.

［11］Felip E，Hirsh V，Popat S，et al. Symptom and Quality of Life Improvement in LUX－Lung 8，an Open-Label Phase Ⅲ Study of Second-Line Afatinib Versus Erlotinib in Patients With Advanced Squamous Cell Carcinoma of the Lung After First-Line Platinum-Based Chemotherapy［J］. Clin Lung Cancer，2018，19：74－83.

［12］Gadgeel S，Goss G，Soria J C，et al. Evaluation of the VeriStrat® serum protein test in patients with advanced squamous cell carcinoma of the lung treated with second-line afatinib or erlotinib in the phase Ⅲ LUX－Lung 8 study［J］. Lung Cancer，2017，109：101－108.

［13］Thress K S，Paweletz C P，Felip E，et al. Acquired EGFR C797S mutation mediates resistance to AZD9291 in non-small cell lung cancer harboring EGFR T790M［J］. Nat Med，2015，21：560－562.

［14］Subbiah V，Hong D S，Meric-Bernstam F. Clinical activity of ceritinib in ROS1-rearranged non-small cell lung cancer：Bench to bedside report［J］. Proc Natl Acad Sci U S A，2016，113：E1419－1420.

［15］Planchard D，Kim T M，Mazieres J，et al. Dabrafenib in patients with BRAF （V600E）-positive advanced non-small-cell lung cancer：a single-arm，multicentre，open-label，phase 2 trial［J］. Lancet Oncol，2016，17：642－650.

［16］Chuang J C，Stehr H，Liang Y，et al. ERBB2-Mutated Metastatic Non-Small Cell Lung Cancer：Response and Resistance to Targeted Therapies［J］. J Thorac Oncol，2017，12：833－842.

［17］Vaishnavi A，Capelletti M，Le A T，et al. Oncogenic and drug-sensitive NTRK1 rearrangements in lung cancer［J］. Nat Med，2013，19：1469－1472.

［18］Farago A F，Le L P，Zheng Z，et al. Durable Clinical Response to Entrectinib in NTRK1-Rearranged Non-Small Cell Lung Cancer［J］. J Thorac Oncol，2015，10：1670－1674.

［19］Padda S，Neal J W，Wakelee H A. MET inhibitors in combination with other therapies in non-small cell lung cancer［J］. Transl Lung Cancer Res，2012，1：238－253.

［20］Belalcazar A，Azana D，Perez C A，et al. Targeting the Met pathway in lung cancer ［J］. Expert Rev Anticancer Ther，2012，12：519－528.

［21］Ramalingam S S，Perol M，Reck M，et al. Efficacy and Safety of Ramucirumab With Docetaxel Versus Placebo With Docetaxel as Second-Line Treatment of Advanced Non-Small-Cell Lung Cancer：A Subgroup Analysis According to Patient Age in the REVEL Trial［J］. Clin Lung Cancer，2017，pii：S1525－7304.

［22］Brunsvig P F，Aamdal S，Gjertsen M K，et al. Telomerase peptide vaccination：a phase Ⅰ/Ⅱ study in patients with non-small cell lung cancer［J］. Cancer Immunol Immunother，2006，55：1553－1564.

［23］Quoix E，Lena H，Losonczy G，et al. TG4010 immunotherapy and first-line chemotherapy for advanced non-small-cell lung cancer （TIME）：results from the phase

2b part of a randomised, double-blind, placebo-controlled, phase 2b/3 trial[J]. Lancet Oncol, 2016, 17: 212 - 223.

[24] Quoix E, Ramlau R, Westeel V, et al. Therapeutic vaccination with TG4010 and first-line chemotherapy in advanced non-small-cell lung cancer: a controlled phase 2B trial [J]. Lancet Oncol, 2011, 12: 1125 - 1133.

[25] Karnezis A N, Wang Y, Ramos P, et al. Dual loss of the SWI/SNF complex ATPases SMARCA4/BRG1 and SMARCA2/BRM is highly sensitive and specific for small cell carcinoma of the ovary, hypercalcaemic type[J]. J Pathol, 2016, 238: 389 - 400.

[26] Gao Y, Geng J, Hong X, et al. Expression of p300 and CBP is associated with poor prognosis in small cell lung cancer[J]. Int J Clin Exp Pathol, 2014, 7: 760 - 767.

[27] de Bono J, Ramanathan R K, Mina L, et al. Phase I, Dose-Escalation, Two-Part Trial of the PARP Inhibitor Talazoparib in Patients with Advanced Germline BRCA1/2 Mutations and Selected Sporadic Cancers[J]. Cancer Discov, 2017, 7: 620 - 629.

[28] Schwartz G K, LoRusso P M, Dickson M A, et al. Phase I study of PD 0332991, a cyclin-dependent kinase inhibitor, administered in 3-week cycles (Schedule 2/1)[J]. Br J Cancer, 2011, 104: 1862 - 1868.

[29] Herbst R S, Gandara D R, Hirsch F R, et al. Lung Master Protocol (Lung-MAP)-A Biomarker-Driven Protocol for Accelerating Development of Therapies for Squamous Cell Lung Cancer: SWOG S1400[J]. Clin Cancer Res, 2015, 21: 1514 - 1524.

[30] Scagliotti G, Kang J H, Smith D, et al. Phase II evaluation of LY2603618, a first-generation CHK1 inhibitor, in combination with pemetrexed in patients with advanced or metastatic non-small cell lung cancer[J]. Invest New Drugs, 2016, 34: 625 - 635.

[31] Sahebjam S, Bedard P L, Castonguay V, et al. A phase I study of the combination of ro4929097 and cediranib in patients with advanced solid tumours (PJC-004/NCI 8503)[J]. Br J Cancer, 2013, 109: 943 - 949.

[32] Morgan K M, Fischer B S, Lee F Y, et al. Gamma Secretase Inhibition by BMS-906024 Enhances Efficacy of Paclitaxel in Lung Adenocarcinoma[J]. Mol Cancer Ther, 2017, 16: 2759 - 2769.

[33] McKeage M J, Kotasek D, Markman B, et al. Phase IB Trial of the Anti-Cancer Stem Cell DLL4-Binding Agent Demcizumab with Pemetrexed and Carboplatin as First-Line Treatment of Metastatic Non-Squamous NSCLC[J]. Target Oncol, 2018, 13: 89 - 98.

[34] Paone A, Marani M, Fiascarelli A, et al. SHMT1 knockdown induces apoptosis in lung cancer cells by causing uracil misincorporation[J]. Cell Death Dis, 2014, 5: e1525.

[35] Zhang B, Zheng A, Hydbring P, et al. PHGDH Defines a Metabolic Subtype in Lung Adenocarcinomas with Poor Prognosis[J]. Cell Rep, 2017, 19: 2289 - 2303.

[36] Labuschagne C F, van den Broek N J, Mackay G M, et al. Serine, but not glycine, supports one-carbon metabolism and proliferation of cancer cells[J]. Cell Rep, 2014, 7: 1248 - 1258.

第三章

NGS 在肺癌分子病理及其诊断决策中的应用

分子病理学使我们看待疾病的方式，从原来的组织形态水平进入到分子水平。而 NGS 技术就是我们在分子水平进行疾病研究的一个有力工具，它在疾病的诊断和分型、靶向治疗指导、治疗反应预测和预后判断等方面都发挥着强大的功能。本章从临床角度来看一下 NGS 在肿瘤各阶段遗传变异的分析、挖掘肿瘤相关的驱动突变及伴随突变等方面的作用，并探讨在肿瘤分类、预后、靶向治疗、耐药性分析等方面需要注意的问题。

第一节　NGS 对肺癌分子病理学及诊断的检测分析

1. 发现新的肺癌相关基因

我们都已经认识识到，肿瘤的发生是多种遗传学变异累积的结果，这些变异可能是遗传性改变也可能是体细胞的突变。原癌基因的激活、抑癌基因的失活以及 DNA 修复基因的异常都会导致细胞脱离正常的生长调控，进而发展成肿瘤。原发肿瘤的增殖进化可能会引发更多的遗传学改变，克隆扩增产生出具有侵袭力的肿瘤细胞亚群，进而转移至全身各个脏器，最终导致个体死亡，即为"肿瘤分支进化生长"理论。2017 版美国国立综合癌症网络（National Comprehensive Cancer Network，NCCN）指出，可以利用 NGS 检测相关基因突变并进行遗传咨询。在过去的十年间，NSCLC 驱动基因的检测取得了显著进展，尤其是肺腺癌，约 60% 的驱动基因被确定，肺鳞癌驱动基因的检出率也在逐年提高。有研究还报道了罕见驱动基因突变。如 Vaishnavi 等利用 NGS 技术检测了 35 例泛阴性（*EGFR* －/*KRAS* －/*ALK* －/*ROS1* －）的肺腺癌样本，发现了新的 *NTRK1* 融合基因，体外实验也证实其具有致癌性，表明 *NTRK1* 融合基因可能是新的肺腺癌驱动基因[1]。

2. 肺癌早期诊断

Izumchenko E 等人应用 NGS 技术对非典型腺瘤样增生、原位腺癌和微浸润腺癌组织的进展区域进行检测评估,分析肺腺癌发生过程中与驱动基因相关的遗传信息变化,揭示腺癌早期就会出现基因的克隆扩增。另外还鉴定出一些有效的遗传信息改变,如 *KRAS* 基因突变、*p53* 和 *EGFR* 的活性缺失,这些驱动基因可能会使局部扩增的亚克隆向恶性方向发展,提示在肺部恶性肿瘤形成的任一阶段,都有可能出现基因突变。通过 NGS 鉴定肺癌前期病变位点的基因突变,可使肺癌防治前移至预防阶段,并能提高肿瘤的确诊率,有利于进一步制订正确的治疗策略,避免疾病进展[2]。

3. 识别可用药的分子靶标

应用 NGS 测序可对肺癌进行精准分子分型,指导靶向治疗。不同病理类型的肺癌,基因突变谱明显不同,精准医疗模式下更依赖于基因检测的结果。2017 版 NCCN 指南推荐检测的基因包括:*EGFR*、*BRAF*、*MET*、*ALK*、*ROS1*、*RET* 和 *HER2*。相比传统的检测方法如免疫组化法、荧光原位杂交(fluorescence *in situ* hybridization,FISH)和突变扩增阻滞系统(amplification refractory mutation system,ARMS),NGS 可同步检测多个基因及其不同的突变形式(点突变、融合、扩增)。与含铂类的细胞毒性化疗方案相比较,*EGFR* - TKI 治疗能使 *EGFR* 突变的晚期肺癌患者获得更高的反应率和更长的无进展生存期。但是 *EGFR* 突变有很多种,包括经典的 19 - Del 和 L858R,以及非经典的 G719X、L861Q、S768I 等,不同的突变获得的疗效也不尽相同。研究表明,*EGFR* - TKI 对 19 - Del 突变患者的疗效要显著优于 L858R 突变组。除 G719X 和 L861Q 外,其他非经典的 *EGFR* 突变均对一代 TKI 不敏感,需要使用二代 TKI。类似的情况还出现于 *ALK* 的突变。*ALK* 抑制剂对有 *ALK* 重排的 NSCLC 患者显示出良好的疗效,但 *ALK* 重排同样有很多形式,例如棘皮动物微管相关类蛋白- 4(echinoderm microtubule associated protein like 4,*EML4*)基因与 *ALK* 基因的重排(*EML4* - *ALK*)的不同变体对克唑替尼的敏感度各不相同。肺癌突变协会报道含有明确突变的患者采用特定的分子靶向治疗,相比不含这些特定突变的人群具有更好的预后,也印证了识别、靶向致病性分子变异的必要性。临床中,NGS 技术检测基因突变位点的应用正日益增多。由美国国家癌症研究所资助的 Lung‑MAP 临床试验中,研究人员正在探索利用 NGS 技术的多基因分析来指导分子靶向治疗。英国发起的一项国家肺基质试验,同样也是应用 NGS 技术对单个或联合的遗传学标志物进行检测分析,然后依据检测结果将 NSCLC 患者分成 21 个亚组进行靶向治疗[3]。

4. 鉴定耐药机制,调整治疗策略

由于靶向药的独特作用机制和肺癌的不断进化,靶向治疗的患者从一开始就面临继发耐药的风险。第一代 *EGFR*‑TKI 出现耐药主要是继发 T790M 突变(50%~65%)[4],目前已经可以采取第三代 TKI 奥西替尼进行治疗(反应率超过 2/3),但第三代 TKI 同样面临获得性耐药的问题。Thress KS 等研究团队通过 NGS 检测 7 个奥西替尼继发耐药的 NSCLC 患者,发现了新的耐药机制——*EGFR*‑C797S 突变[5]。基础研究显示,C797S 和 T790M 突变的结构关系都可以分为反式和顺式。如果两种突变位于 *EGFR* 两个不同的等位基因上(反式),患者会表现出对第三代 TKI 耐药,但对第一代和第二代 TKI 联合用药敏感;如果两者位于 *EGFR* 的同一条等位基因上(顺式),那么所有的 TKI 无论单独或联合用药均不能产生效果。另外一种情况,如果是野生型 T790M 突变的患者又出现了 C797S 突变,则表现为对第三代 TKI 耐药,但对第一代 TKI 敏感[6]。由此可见,NGS 有助于解析复杂的耐药机制,并能精准指导后续用药选择。2016 年,*Nature* 上就有报道,通过 NGS 检测分析,有针对性的联合使用 *EGFR* 酪氨酸激酶别构抑制剂 EAI045 与西妥昔单抗,在体外 L858R/T790M、L858R/T790M/C797S 细胞模型和动物实验中均显示出有效的抗肿瘤活性[7]。

5. 预测免疫治疗反应

免疫靶向治疗是对抗肺癌的重要武器之一。《NCCN 临床实践指南:非小细胞肺癌》(2017. V6)提出,PD‑1 拮抗剂派姆单抗被推荐用于 PD‑L1 阳性(>50%),*EGFR*、*ALK*、*ROS1* 阴性或基因突变状态无法确定的晚期 NSCLC 的一

线药物治疗(Ⅰ类证据)。但目前与 PD‐1/PD‐L1 治疗相关的有效预测因子并不明确。Rizvi 及其团队在研究中利用 NGS 技术发现抗 PD‐1 治疗的预后与吸烟及肿瘤突变负荷(tumor mutation burden,TMB)有关[8]。NGS 作为检测 TMB 的主要技术手段,在预测免疫治疗反应以及定制个体化免疫治疗方面具有深远意义。

6. 循环肿瘤标志物的应用

肿瘤具有异质性,单一部位的组织活检信息并不能说明肿瘤的整体状态,但要对患者体内的每处肿瘤组织都进行取样几乎是不可能的。此外,由于年龄、血液系统等因素的限制,一些患者也不适合做组织活检。不过随着科技进步和计算机生物信息技术的发展,现在已经可以采用高灵敏的 NGS 技术来检测肺癌患者血浆及体液中游离 DNA(cell-free DNA,cfDNA)的体细胞突变和拷贝数变异。有研究显示,与健康人或者慢性呼吸系统炎症患者相比,NSCLC 患者血浆中含有更高浓度的 cfDNA。循环肿瘤 DNA(circulating tumor DNA,ctDNA)是 cfDNA 的一种,它是肿瘤细胞释放到外周循环中的基因组片段,携带有肿瘤特异的遗传信息,对其进行基因检测分析也近似于检测肿瘤本身分子层面的变化。相比传统的组织活检,非侵袭性的 cfDNA 液体活检具有操作方便、检测周期短等优势,并且可以实时、动态、纵向追踪晚期患者的肿瘤负荷及驱动基因突变情况,检测治疗过程中可作用的分子靶点和抵抗性亚克隆,以便及时切换治疗方案,也避免了重复组织活检等问题。

很多临床试验都已经证实,NGS 技术能对血浆中的 ctDNA 进行高敏感度、高特异性的检测,其在液体活检中扮演着日益重要的角色。目前已经开发出很多超高灵敏度的 NGS 技术,比较具有代表性的是深度测序肿瘤个体化建档法(cancer personalized profiling by deep sequencing,CAPP-seq),灵敏度可达 0.02%[9]。该技术采用捕获测序法对 NSCLC 进行检测,Ⅰ期和Ⅱ～Ⅳ期患者对检测的敏感性分别达到 50% 和 100%,特异性均在 96% 以上。根据受试者工作特征曲线(receiver operating characteristic curve,*ROC* 曲线)计算出的曲线下面积,Ⅱ～Ⅳ期为 0.99,所有分期为 0.95,说明 CAPP-seq 具有十分强大的检测能力。靶向错误矫正测序是 2017 年新发表的技术,此技术采用高精度的 NGS 方法来检测肿瘤患者血浆中的 cfDNA,灵敏度达 0.1%～0.2%[10],检出率超出一般检测方法 50%。可见,随着 NGS 技术的发展,液体活检也有可能应用于早期肺癌的诊断。通过 NGS 分析循环肿瘤细胞(circulating tumor cell,CTC)和建立人源性肿瘤异种移植模型(patient-derived tumor xenograft,PDX),可以替代临床实践中难以取样的肺癌组织,在一定程度上模拟人体肿瘤的生物学行为,为临床提供可靠的肿瘤体内生长指标。PDX 模型还能模拟机体对抗药物的反应,可以起到药物筛选平台的作用,有助于研发新药。

7. 研究肺癌进化

英国在 2014 年启动了关于非小细胞肺癌的大型前瞻性临床研究(TRAcking non-small cell lung Cancer Evolution through therapy therapy［Rx］,TRACERx),监测 NSCLC 患者从诊断到死亡的过程中肿瘤的克隆演化。该研究首先使用多区域外显子测序建立了肺癌的进化树,然后用多重 PCR 分析突变谱,再通过检测血浆中克隆与亚克隆的单核苷酸变异(single nucleotide variants,SNV)来追踪进化树的分支,结果取得了显著进展,说明利用 NGS 可以对准确跟踪肿瘤进展中的亚克隆有帮助[11]。

在肺癌发生过程中,DNA 甲基化是一个早期事件,甚至在驱动基因突变之前就已产生,可作为肺癌早期筛查的理想标志物。国内有研究人员应用靶向 ctDNA 甲基化的高通量测序技术,开展了肺部结节辅助诊断的研究。通过对 10 000 个肿瘤特异性 CpG 甲基化区域进行 NGS 检测,构建了良恶性肺结节甲基化诊断模型。实验表明该方法在Ⅰa 期肺癌检测中的灵敏度可达 81.5%,可检测到最小直径为 0.5 cm 的肿瘤,证明在早期肺癌的辅助诊断中使用 NGS 甲基化检测具有可行性。

第二节　临床应用对 NGS 检测的要求

1. 选择目标基因的一般原则

肿瘤靶向治疗是指设计靶向药物使其作用于肿瘤细胞相应的靶点,如与信号通路有关的受体、激酶等蛋白,从而特异性地杀伤肿瘤细胞或抑制肿瘤细胞生长。所以首先要找到靶点,这是进行精准靶向治疗的关键,也是要通过NGS等检测方法来实现的。

该选择哪些基因进行NGS检测呢?对于肺癌领域的基因检测,每年NCCN等权威机构都会提出新的建议,这些都是重要的指导标准。基因大致可分为以下4种情况:① 与治疗药物靶点诊断相关的基因;② 国内外诊疗指南(如NCCN)提到的基因,包括一些Ⅱ期和Ⅲ期临床试验中标靶的基因;③ 临床意义不太明确,但是有权威文献报道的基因;④ 临床意义完全不明确的基因。一般认为,前两种证据确切,更具临床意义,应该作为目前主要的检测目标。

2. 临床实验室自建项目(laboratory developed tests,LDTs)的关键问题

我国临床实验室以往大多使用国家食品药品监督管理总局(China Food and Drug Administration,CFDA)批准的试剂,很少使用LDTs。很多实验室对LDTs的概念比较模糊,通常认为只有实验室自己建立的检测方法才属于LDTs。目前,我国肿瘤NGS检测的LDTs有两种情况:① 实验室购买试剂原材料,如引物、探针、扩增缓冲液、酶等,进行片段化、文库建立、测序并建立生物信息学分析系统;② 采用未经CFDA批准的商品试剂盒。

1)LDTs的建立

目前,国内使用的NGS仪器主要为Illumina Hiseq和Thermo Fisher Ion PGM为代表的测序仪,使用的基因富集方法有杂交捕获和多重PCR。几乎所有实验室采用的都是多基因检测,很少应用全外显子组测序或全基因组测序。多基因检测分为两种类型。一种是肿瘤特异性的多基因检测,如非小细胞肺癌、黑色素瘤和遗传性乳腺癌等的检测。这种检测结果较容易解读,但是检测流程相对复杂,需要根据不同的肿瘤对样本进行分类,并使用不同的试剂进行检测。另一种是临床实验室提供一组完整的多基因检测项目,但不按照肿瘤进行区分,所有患者接受的都是相同的一组基因检测。这种检测方式流程简单,只用一种检测试剂,在建立LDTs和进行性能评价时只需针对这一种检测试剂即可。无论使用商品化的试剂盒,还是实验室完全自配的试剂,都属于LDTs范畴[12]。

现在临床送检的组织样本一般是福尔马林固定石蜡包埋(Formalin-fixed and Paraffin-embedded,FFPE)的肿瘤组织。由于FFPE样本在处理过程中存

在脱氨基和氧化损伤等物理化学改变,加上传统的多重 PCR 设计和生物信息分析过程存在一定限制,导致很多测序数据都存在错误,所以目前临床上对突变检测下限一般设定为 5%[13]。在 2017 年发表的一篇关于颈环抑制介导的扩增技术文章中,经过特殊设计的 PCR 引物,可以使检测灵敏度达到 2%,并且还通过了微滴式数字 PCR(droplet digital PCR,ddPCR)的验证,能保证测序的均一性和正确性。同时该技术可以尽量减少组织异质性和损伤造成的假阴性、假阳性结果,而且操作非常简便,测序费用低,当日就可以拿到检测报告,具有非常好的临床应用价值[14]。

LDTs 要求检测中使用的试剂以及标准操作程序不能随意更改。NGS 检测过程中的核酸提取、片段化、文库制备、标签化、混合样品、上机测序、生物信息学分析和结果报告等均需详细说明。NGS 必须有统一的测序质量标准,确保所有参数均在同一标准下进行设定。重要的质量参数还包括最低测序深度、平均测序深度、测序均一性、符合质量值要求的碱基百分比、比对到靶向区域的读长比例等。

2) LDTs 的性能评价

LDTs 并不需要对所有基因的突变位点进行检测,只需检测有明确意义且能指导治疗或者筛查的突变即可。

在 LDTs 的结果报告方面,需清晰地说明所有阳性结果,并使用人类基因组变异学会(human genome variation society,HGVS)的标准格式来报告基因突变,这点也是目前我们从多数文章中所看到的共识。总的来说,在肿瘤靶向治疗相关基因突变的 NGS 检测中,结果可分为 4 个部分进行解释:① 治疗药物靶点诊断相关的基因突变。解释时需注明证据来源,明确可用的靶向药物及其临床意义。② 国内外专业机构诊疗指南提到的基因,包括一些Ⅱ期和Ⅲ期临床试验中标靶的基因突变。解释时需注明文献来源,注明可用的靶向药物及其临床意义、临床试验的阶段、开展的组织机构等。③ 临床意义不太明确,但是已有权威文献报道的基因突变。解释时须注明文献来源,说明其相关药物及临床意义,并注明仅供研究使用。④ 临床意义完全不明确的突变。实验室需明确指出目前尚不清楚该突变及临床意义,报告结果仅供研究使用。如果体细胞变异和种系变异同时存在,应分别进行报告和解释,需注明检测范围、检测下限,并对检测的局限性、突变漏检以及对结果产生影响的可能性因素进行说明。

检测结果的解读非常复杂。国外有的临床实验室在一些数据库（如 ClinVar 数据库等）的基础上，将生物信息学分析的部分添加了临床意义的解读，而且定期对软件进行更新，这可能有助于人们将结果解读进行规范化。不过，目前国内多数临床实验室的生物信息学分析都不包含这一部分，所以当出现临床意义不明确的检测结果时，还需要面临如何与临床医师沟通的问题[14]。

由于检测批次、实验操作人员、分析过程等都可能存在差异，所以 LDTs 对于每一批数据，都要进行严格的质量控制，这点和传统检测要求是一样的。国家和地方卫生主管部门近两年来加强了对 LDTs 的质量控制和指导，也公布了第二批室间质量评价结果。从 2018 年 1 月份最新公布的结果来看，虽然满分企业比第一批有所提高，但整体还需要大幅改进。NGS 测序市场快速成长的同时也伴随产生众多问题，只有不断完善和加强质量管理，提高检测结果的准确性，才能更好地服务于广大患者。

随着越来越多的靶向治疗药物获得批准或进入临床研究，NGS 在肿瘤多基因检测上有广阔的应用前景，并逐步从组织样本检测进入到循环肿瘤 DNA 的"液体活检"时代。选择合适的靶基因，制订严格的 LDTs 建立、配制、检测等相关标准操作程序，并充分进行应用前的性能评估，加上检测中的来料质量控制和室间质量评价，最后严谨、客观、准确地进行结果解读，才能充分体现 NGS 在肿瘤基因突变检测中的临床价值。

参考文献

［1］Vaishnavi A，Capelletti M，Le A T，et al. Oncogenic and drug-sensitive NTRK1 rearrangements in lung cancer[J]. Nat Med，2013，19：1469 - 1472.

［2］Izumchenko E，Chang X，Brait M，et al. Targeted sequencing reveals clonal genetic changes in the progression of early lung neoplasms and paired circulating DNA[J]. Nat Commun，2015，6：8258.

［3］Swanton C，Govindan R. Clinical Implications of Genomic Discoveries in Lung Cancer [J]. N Engl J Med，2016，374：1864 - 1873.

［4］Camidge D R，Pao W，Sequist L V. Acquired resistance to TKIs in solid tumours：learning from lung cancer[J]. Nat Rev Clin Oncol，2014，11：473 - 481.

［5］Thress K S，Paweletz C P，Felip E，et al. Acquired EGFR C797S mutation mediates resistance to AZD9291 in non-small cell lung cancer harboring EGFR T790M[J]. Nat Med, 2015, 21: 560 - 562.

[6] Niederst M J, Hu H, Mulvey H E, et al. The Allelic Context of the C797S Mutation Acquired upon Treatment with Third-Generation EGFR Inhibitors Impacts Sensitivity to Subsequent Treatment Strategies[J]. Clin Cancer Res, 2015, 21: 3924 - 3933.

[7] Jia Y, Yun C H, Park E, et al. Overcoming EGFR(T790M) and EGFR(C797S) resistance with mutant-selective allosteric inhibitors[J]. Nature, 2016, 534: 129 - 132.

[8] Rizvi N A, Hellmann M D, Snyder A, et al. Cancer immunology. Mutational landscape determines sensitivity to PD - 1 blockade in non-small cell lung cancer [J]. Science, 2015, 348: 124 - 128.

[9] Newman A M, Bratman S V, To J, et al. An ultrasensitive method for quantitating circulating tumor DNA with broad patient coverage [J]. Nat Med, 2014, 20: 548 - 554.

[10] Phallen J, Sausen M, Adleff V, et al. Direct detection of early-stage cancers using circulating tumor DNA[J]. Sci Transl Med, 2017, 9. pii: eaan2415.

[11] Jamal-Hanjani M, Wilson G A, McGranahan N, et al. Tracking the Evolution of Non-Small-Cell Lung Cancer[J]. N Engl J Med, 2017, 376: 2109 - 2121.

[12] 樊绮诗, 吴蓓颖. 第二代测序技术在肿瘤诊疗中的应用及其价值与风险[J]. 检验医学, 2017, 32: 245 - 249.

[13] Chen L, Liu P, Evans T C, et al. DNA damage is a pervasive cause of sequencing errors, directly confounding variant identification[J]. Science, 2017, 355: 752 - 756.

[14] Schenk D, Song G, Ke Y, et al. Amplification of overlapping DNA amplicons in a single-tube multiplex PCR for targeted next-generation sequencing of BRCA1 and BRCA2[J]. PLoS One, 2017, 12: e0181062.

第四章

NGS 研究肺癌异质性和肿瘤进化

过去的十年中，通过对基因突变和信号通路的深入了解，进一步明确了肺癌是一组具有不同分子和表型特征的疾病，这也被称为瘤内异质性（intra tumor heterogeneity，ITH）。随着 NGS 技术的出现，人们的视角从传统病理组织学角度转向了在单细胞水平上对非小细胞肺癌的分子和遗传学背景的精确识别。对肺癌组织的大规模平行测序分析证实肿瘤具有个体间异质性和瘤内异质性，使人们对其分子病理机制有了更深刻的理解。研究表明，恶性肿瘤细胞克隆及亚克隆的演化进展不仅只通过突变的方式，同时也和突发的灾难性事件（例如，大量染色体重组）有关，这些都会导致肿瘤组织内基因组异质性的出现。基因组异质性可以促进肺癌进展演化并不断适应周围环境，如果仅依靠单一的肿瘤活检标本分子病理结果就进行个体化治疗，会存在严重误判，通常会导致治疗失败及药物抵抗。

对于肺癌，有两个颇具挑战的问题亟待解决。① 对具有不同细胞成分和分子特征的肺癌，我们如何进行定义和分型？② 对具有特定分子特征的肺癌亚型，我们如何有效控制其疾病进展？ 可见，充分阐明肺癌起始、维持、进展过程中的分子事件，对于找到更精准的治疗方法至关重要。下面将着重介绍 NGS 在肺癌异质性方面的研究进展，以及此类研究的临床意义。

第一节　肿瘤异质性和肿瘤进化

1. 肿瘤的异质性

尽管组织学特征和生物标志物仍是目前临床肺癌诊断的基础，但人们早已认识到单一肿瘤中存在基因组的多样性。早在 1958 年，进化生物学家 Julian Huxley 就对癌症的"遗传不均一性"发表了评论，"这种新的变异及其发生的速度极为有趣"。随着下一代测序技术的出现,使我们对瘤内异质性的认识变得越来越清晰。众多研究发现,肺癌比其他类型肿瘤具有更高程度的基因编码突变负荷。比较分析了 21 个不同类型肿瘤的全外显子测序数据后发现,含有体细胞突变频率最高的肿瘤类型中,肺鳞癌和肺腺癌排名第 2 位和第 3 位,平均每兆碱基的 DNA 编码序列中就含有 10 个突变[1]。继鉴定了 KRAS 和 BRAF 基因突变之后,在肺腺癌患者中又进一步发现了与 EGFR‐TKI 响应度相关的 EGFR 突变。更多潜在靶向基因的复发性突变和扩增也在肺腺癌中得到确认,包括 HER2、MET、FGFR1 和 FGFR2、ALK 相关的融合基因、ROS1 受体酪氨酸激酶、神经调节蛋白 1(neuregulin 1,NRG1)、NTRK1 和 RET 基因等。这些不同的基因变化预示着肺腺癌的治疗选择性会更多。而肺鳞癌中更常见的是 DDR2、FGFR1、FGFR2 和 PI3K/AKT 信号通路中 FGFR3 基因的突变。这些突变绝大多数在先前的研究中已经被证实属于驱动基因突变。

越来越多的证据表明肿瘤分支进化会进一步导致肿瘤异质性。Jianjun Zhang 等人对 11 个手术切除的肺腺癌患者共 48 个肿瘤组织进行了多区域全外显子测序,共鉴定出 7 269 个突变,后续的捕获测序验证了其中 97%(7 026 个)属于体细胞突变。对这 11 个患者绘制了肿瘤进化树,进一步分析进化树树干的肿瘤基因发现,这些基因的扩增/缺失几乎都是在肿瘤早期就出现了。而在之后长达 21 个月的随访中,有 3 例复发。这 3 例患者比未复发患者具有更高比例的亚克隆分支突变,表明亚克隆突变可能影响了肿瘤的发展,亚克隆突变分数可能与术后复发可能性呈正相关[2]。

2. 烟草暴露引发的肺癌基因组异质性

值得注意的是,烟草暴露可显著地增加肺癌的基因组异质性。强大的外源性诱变剂的参与,如烟草致癌物,可能使吸烟肺癌患者出现更高的克隆突变负荷。Govindan R 等人对 17 个非小细胞肺癌患者进行了全基因组和全转录组测序,发现吸烟者的 TMB 是非吸烟者的 10 倍[3]。另有研究发现,非吸烟女性肺腺癌患者含有的基因突变数较吸烟者要少 1/6～1/5。Jianjun Zhang 等人对 11 个肺腺癌患者的突变谱进行分析后还发现,吸烟者的基因突变不仅与吸烟数量有相关性,而且还与戒烟时间长短有关[2]。

3. 基因组拷贝数的变异

肺癌的瘤内异质性不只表现为单纯的编码突变,还可以表现为基因组拷贝数的变异。2014 年,Elza C. de Bruin 等人对 7 个手术切除且未行辅助治疗 NSCLC 患者的肿瘤组织及癌旁正常组织进行全基因组和全外显子组检测,发现了基因拷贝数的改变,并且拷贝数变异、转位以及突变这些瘤内异质性与载脂蛋白 B mRNA 编辑酶催化多肽(apolipoprotein B mRNA editing enzyme, catalytic polypeptide-like,APOBEC)胞苷脱氨酶的活性有相关性。对有吸烟史的肺癌患者分析发现,基因组倍增发生在亚克隆突变之前,表明肿瘤在临床诊断前就早已经发生了[4]。

4. 多原发肺癌的基因组异质性分析

多原发肺癌(multiple primary lung cancer,MPLC)是指肺内同时发生两个或两个以上的恶性肿瘤,但关于这些同时发生的肿瘤的来源及它们之间的相互关系目前研究甚少。国内有研究团队对 4 例 MPLC 患者的 16 个肿瘤组织进行了外显子测序,进化树分析发现,同一患者的不同肿瘤间的共有突变极少,而同一肿瘤不同区域的共有突变较多,说明同一患者的多个肿瘤可能起源于不同的祖先细胞。研究除发现一些已知的肺腺癌高频突变基因外,还发现了另一些影响转录调控、MAPK 信号通路、细胞黏附和生长的驱动基因,且不同肿瘤间的共有驱动基因也很少,进一步表明 MPLC 的多个原发瘤均为独立起源。进化树分析显示这些肿瘤的不同区域呈现分支进化,进化树主干和分支上的突变频谱差异较大,且解剖学位置相距较远的肿瘤间突变差异更明显,表明亚克隆突变的形成是一个动态过程,进一步加剧了 MPLC 的瘤内异质性。不过,通过一种基于规律成簇的间隔短回文重复(clustered regularly interspaced short palindromic repeats,CRISPR)技术的新方法,我们发现不同的关键驱动基因突变之间会出现功能互换,但信号通路输出及药物治疗响应度都与前相同,说明同一信号通路上的驱动基因异质性在生物学功能上可表现出趋同性,这可能与特定的关键信号通路被选择性激活有关[5]。该项研究结果启发我们,尽管肿瘤形成过程中会发生不同的突变,但在功能性关键信号通路的影响下,突变进化还是会受到一定程度的限制,并不是毫无约束的,这一观点对于了解肿瘤进化以及优化治疗方案具有重要意义。

5. 细胞异质性(单细胞测序)

肿瘤异质性的概念不仅适用于基因水平,也适用于细胞水平。肿瘤的发展会经历不同阶段,致使一个肿瘤内部或者多个肿瘤之间可能存在不同阶段、不同类别的肿瘤细胞。CTC是由原发肿瘤释放入外周血并形成转移播散的肿瘤细胞,原理上可以对CTC进行基因组测序,从而了解原发肿瘤的分子状况。这种方法有可能成为一种无创的诊断检测工具,遗憾的是CTC中单细胞基因组覆盖率极低,阻碍了其临床应用。随着技术的不断进步,目前在肺癌领域已经可以对CTC进行单细胞测序。Ni等运用多重退火和环化循环的扩增技术(multiple annealing and looping-based amplification cycles,MALBAC),成功地进行了肺癌患者外周血单个CTC的全基因组扩增和深度测序,并发现了与肿瘤相关的特征性SNV/InDel等变异。有趣的是,研究还发现同一患者的不同CTC之间具有高度一致的全基因组拷贝数变异(copy number variations,CNV),而原发肿瘤与转移瘤之间也存在同样的情况,提示CNV与肿瘤的转移密切相关。但小细胞肺癌患者的CNV情况与肺腺癌患者的明显不同,说明不同癌肿之间存在差异性。研究中有1例肺腺癌患者,其肝脏转移灶中经历了腺癌到小细胞癌的表型转变,行标准化小细胞肺癌治疗后疗效显著,这说明可基于CTC中CNV的情况来制订对应的治疗方案。另外,研究人员还发现,在治疗过程中,CTC中的SNV/InDel会发生改变,但CNV仍会保持相对的稳定[6]。这也为基于CNV对肿瘤进行分型与治疗奠定了基础。肺癌有很多类型,各亚型之间又呈现不同表现,治疗差异很大,准确的分型有助于显著提高治疗效果。更为重要的是,通过CTC进行单细胞测序的这种方式,操作简便,免去了反复穿刺活检给患者带来的痛苦,并且不会出现因穿刺导致的种植转移问题,大大地提高了检测的安全性,患者更易接受,也有利于测序技术的推广。

6. 肿瘤进化

研究肿瘤的异质性相当于揭示了一个肿瘤的生命史:肿瘤的突变谱是其发

生发展过程中积累的遗传变异的历史记录,不同肿瘤细胞之间的异质性可以反映出肿瘤发展的时间顺序。每一个肿瘤细胞中均能识别的遗传变异,我们认为是克隆性突变,通常将其映射到一个进化树的主干,而只存在于一部分肿瘤细胞中的亚克隆突变,就组成了进化树的分支,从肿瘤细胞的亚克隆突变发生率可推断出肿瘤发生发展的阶段层次[7]。NGS 结合生物信息学工具可以帮助破译突变的时间顺序,确定哪些是克隆,哪些是亚克隆。但大多数的这类工具都集中在体细胞点突变方面,要么局限于分析复制基因组的中性区域,要么分析单个突变在每个肿瘤细胞中的拷贝数状态[8-10]。所以生物信息学家仍在寻求一种可以同时分析拷贝数变异和基因突变数据的工具。

肿瘤的进化可以通过线性方式,也就是不断演变直到获得更加合适的克隆;或者采取更加常见的分支进化方式,多个亚克隆同时存在并进展,最终获得异质性高度复杂的肿瘤组织。鉴定出产生突变的关键"驱动者"——也就是能使肿瘤细胞具有选择性生长优势的突变——在肿瘤进展中的分支点,对于寻找有效的治疗方法十分重要。已经有研究人员在着手这项工作,比如 TRACERx 临床研究中,从患者被诊断那一天开始采集样本,分析其中的基因变化,一直到患者死亡,以此探索肿瘤异质性对治疗和预后的影响[11]。

TRACERx 计划招募 842 名早期肺癌(Ⅰ~Ⅲa)患者,目前已在《新英格兰医学期刊》和《自然》杂志上发表了前 100 名患者的数据研究成果。通过对 100 名患者的 327 块肿瘤组织进行外显子测序,Swanton 团队发现瘤内确实广泛存在异质性(染色体结构变异和基因突变),在肿瘤的不同阶段都发生着点突变、拷贝数变异等各种基因变异。在 NSCLC "进化"的早期,有诸如 *EGFR*、*MET*、*BRAF* 和 *TP53* 之类基因的突变/扩增,这些往往发生在克隆层面,与 NSCLC 的形成有关,属于驱动基因。而在 NSCLC"进化"的晚期,75%的肿瘤出现了亚克隆层面的各种变异。这些变异出现在肿瘤的不同区域,是造成肿瘤异质性的原因,多见于 *PIK3CA* 和 *NF1* 基因以及参与染色质修饰和 DNA 损伤修复的基因。与瘤内异质性相关的还有染色体倍增和持续动态染色体不稳定性,包括 *CDK4*、叉头盒蛋白 A1(forkhead box protein A1,*FOXA1*)、B 细胞淋巴瘤 11A(B-cell lymphoma 11A,*BCL11A*)基因的扩增。正是由于肿瘤异质性的广泛存在,从肿瘤单一位点取样所测的结果就有了极大的局限性[11,12]。

第二节　研究肺癌异质性及进化的意义

1. 肺癌的分子分型

随着新型靶向药物的应用,越来越多的证据表明,在制订治疗方案时,不但要考虑患者的性别、年龄,病理类型以及肿瘤的大小、部位和分期等临床因素,更要重视肿瘤的基因特征,在分子分型指导下对肺癌进行精准治疗。近年来,针对肺癌中重要分子改变所做的靶向药物研究及临床试验都取得了巨大进展,为肺癌的个体化治疗开创了全新局面。IPASS 研究是首个比较 *EGFR* – TKI 吉非替尼和一线标准化疗(紫杉醇/卡铂方案)的Ⅲ期临床试验,结果显示吉非替尼单药比紫杉醇/卡铂有更优的无进展生存期、客观缓解率和生活质量,不过两组总生存期相似。分层分析显示 *EGFR* 突变患者一线应用吉非替尼的 PFS 较化疗组显著延长(9.5 个月 *vs* 6.3 个月,$P < 0.000\ 1$),但野生型 *EGFR* 突变刚好相反(PFS 1.6 个月 *vs* 5.5 个月,$P < 0.000\ 1$)[13]。英国也正在进行一项国家试验,是通过单个的或联合的遗传学标志物将 NSCLC 患者分成 21 个分子亚组进行靶向治疗研究[14]。目前,尚不清楚检测到的这些突变究竟在肺癌发生和(或)治疗反应中处于何种地位,有可能是重要的驱动基因,也有可能仅仅只是致瘤过程中的附带产物,这需要后续进行更多的研究探索。无论如何,肺癌基因组的异质性确实与治疗的疗效及预后存在相关性,这为我们在临床上制订个体化治疗提供了合理的依据。通过收集大量的突变数据,可以更准确地评价基因型和治疗反应的净效应,最终为患者选择最合适的治疗策略。

2. 肺癌患者全程管理中的纵向取样策略

了解单个肿瘤的进化轨迹、监测疾病演变并指导临床干预已成为一个重要的研究领域。序列纵向连续采样分析血浆循环肿瘤 DNA 和循环肿瘤细胞,这种方法越来越多地用作实时监控肺癌克隆演变和耐药机制的研究。更高灵敏度和更宽动态范围的 ctDNA 测序,可以揭示靶向治疗或放化疗原发耐药以及新发获得性抵抗的分子机制,也可以研究治疗中产生的继发耐药。此外,检测

ctDNA 含量相较于 CT 等成像方法可以更早地提示疾病进展。而且 ctDNA 的匀质性特点可以弥补单点组织活检所产生的取样偏倚。但 DNA 采样也有其不足之处,ctDNA 不能准确描绘原发肿瘤的基因组拷贝数状态,也无法提供详细的系统发育信息,而且它们很有可能来源于死亡的肿瘤细胞。在这方面,循环肿瘤细胞检测则可以提供很好的补充。

3. 靶向克隆性事件的治疗策略

克隆性突变存在于每一个肿瘤细胞中,正是基于这一点,许多靶向治疗都将靶点定位于疾病部位出现的早期克隆事件,成功地进行了针对性的药物开发,并在临床试验中也证明了有显著性的生存获益。然而,即使发现只存在一个克隆驱动,晚期肺癌患者也经常表现出靶向治疗策略的抵抗,这可能是治疗过程中诱发了新的抵抗性突变,也可能是治疗前一小部分肿瘤细胞中就已经存在耐药性的基因突变了,这也支持了肿瘤细胞的进化选择是靶向药物产生耐药的主要机制这一理论。以 EGFR - TKI 为例,对于 EGFR 外显子 19 缺失或 L858R 突变的肺癌患者来说,接受一代 TKI 厄罗替尼或吉非替尼治疗后出现耐药,很大程度上是由于 T790M 突变引起的;而那些治疗前就存在 T790M 突变的患者,其无进展生存期明显缩短。另外,有大约 22% 的患者其耐药性来自 MET 基因的扩增。这些肿瘤进化树上位于不同分支的突变在患者体内是共存的,这也是为什么肿瘤照样能躲过专门针对耐药的下一代靶向药物。比如,在针对 T790M 突变的第三代 TKI 奥西替尼治疗后,患者又会出现 C797S 突变,或者 T790M 突变消失了但却出现新的 EGFR 突变。此外,EGFR - TKI 治疗中新发的突变还可能来自 MET、PIK3CA 和 KRAS 等其他致癌基因[15]。

4. 靶向基因组不稳定性的治疗策略

基因组的不稳定性激发了肿瘤的异质性和克隆的选择性进化。基因组不稳定性和染色体紊乱已经证实与肺癌的转移和预后相关,我们在疾病早期可利用基因组不稳定性的机制制订一套抑制肿瘤进展的方案。比如,在使用 PARP 抑制剂治疗乳腺癌易感基因突变肿瘤的过程中就有很好的体现[16]。但如果将基因组的不稳定性提高到超出细胞可以承受的阈值,将会导致基因组的完整性出现崩塌以及细胞死亡。有关通过抑制基因组不稳定性来减缓肿瘤进展的研究还非常少,靶向基因组不稳定性的治疗策略还需进一步验证。

　　显然,我们还需要用更多的研究去阐明克隆演化和瘤内异质性的临床意义。到目前为止所做的瘤内异质性的研究,主要还是着眼于 DNA 改变,但是促进克隆进化的基因组事件很有可能已经超出了单核苷酸突变和拷贝数改变的范畴,这点从转移灶亚克隆的多区域分析结果可以看出。了解转移灶内亚克隆的进化,有助于人们更好地鉴别容易发生远处转移的患者,从而对其采取可能的特异性治疗,争取阻止肿瘤的扩散。寻找新的肿瘤治疗方法必将是一个长期而艰巨的过程,对基因组内变化的深入研究是寻找更合理、有效治疗方法的关键。

参考文献

［1］Lawrence M S, Stojanov P, Mermel C H, et al. Discovery and saturation analysis of cancer genes across 21 tumour types[J]. Nature, 2014, 505: 495 - 501.

［2］Zhang J, Fujimoto J, Zhang J, et al. Intratumor heterogeneity in localized lung adenocarcinomas delineated by multiregion sequencing[J]. Science, 2014, 346: 256 - 259.

［3］Govindan R, Ding L, Griffith M, et al. Genomic landscape of non-small cell lung cancer in smokers and never-smokers[J]. Cell, 2012, 150: 1121 - 1134.

［4］de Bruin E C, McGranahan N, Mitter R, et al. Spatial and temporal diversity in genomic instability processes defines lung cancer evolution[J]. Science, 2014, 346: 251 - 256.

［5］Ma P, Fu Y, Cai M C, et al. Simultaneous evolutionary expansion and constraint of genomic heterogeneity in multifocal lung cancer[J]. Nat Commun, 2017, 8: 823.

［6］Ni X, Zhuo M, Su Z, et al. Reproducible copy number variation patterns among single circulating tumor cells of lung cancer patients[J]. Proc Natl Acad Sci U S A, 2013, 110: 21083 - 21088.

［7］McGranahan N, Swanton C. Clonal Heterogeneity and Tumor Evolution: Past, Present, and the Future[J]. Cell, 2017, 168: 613 - 628.

［8］Carter S L, Cibulskis K, Helman E, et al. Absolute quantification of somatic DNA alterations in human cancer[J]. Nat Biotechnol, 2012, 30: 413 - 421.

［9］Miller C A, White B S, Dees N D, et al. SciClone: inferring clonal architecture and tracking the spatial and temporal patterns of tumor evolution[J]. PLoS Comput Biol, 2014, 10: e1003665.

［10］Ha G, Roth A, Khattra J, et al. TITAN: inference of copy number architectures in clonal cell populations from tumor whole-genome sequence data[J]. Genome Res, 2014, 24: 1881 - 1893.

[11] Jamal-Hanjani M, Hackshaw A, Ngai Y, et al. Tracking genomic cancer evolution for precision medicine: the lung TRACERx study[J]. PLoS Biol, 2014, 12: e1001906.

[12] Jamal-Hanjani M, Wilson G A, McGranahan N, et al. Tracking the Evolution of Non-Small-Cell Lung Cancer[J]. N Engl J Med, 2017, 376: 2109 - 2121.

[13] Mok T S, Wu Y L, Thongprasert S, et al. Gefitinib or carboplatin-paclitaxel in pulmonary adenocarcinoma[J]. N Engl J Med, 2009, 361: 947 - 957.

[14] Swanton C, Govindan R. Clinical Implications of Genomic Discoveries in Lung Cancer [J]. N Engl J Med, 2016, 374: 1864 - 1873.

[15] Piotrowska Z, Niederst M J, Karlovich C A, et al. Heterogeneity Underlies the Emergence of EGFRT790 Wild-Type Clones Following Treatment of T790M-Positive Cancers with a Third-Generation EGFR Inhibitor [J]. Cancer Discov, 2015, 5: 713 - 722.

[16] Lord C J, Ashworth A. BRCAness revisited [J]. Nat Rev Cancer, 2016, 16: 110 - 120.

第五章

NGS 发现罕见突变基因

多数肺癌患者确诊时已为晚期,传统的以铂类为基础的非选择性化放疗方案有效率只有 20%～40%,并且伴有不可避免的毒副作用和不良反应。近年来,肺癌的分子靶向治疗蓬勃发展,以 *EGFR*‐TKI 为代表的靶向药物具有疗效确切、毒副作用低、应用方便等优点,极大地改善了患者预后,延长了患者的生存期,完全颠覆了既往的肺癌治疗模式。此外,其他的分子靶标如 *BRAF*、*ROS1*、*ALK* 等基因相关的抑制剂也已经被广泛研究并应用于临床中,靶点和靶基因的相关研究正引起临床专家的极大关注。肺癌是一组基因异质性很强的疾病,利用 NGS 技术对不同临床分期的肺癌患者及不同治疗阶段的组织、血液样本进行检测,可以帮助发现新驱动基因和新耐药位点,为新药开发提供了更多确切依据,有利于肺癌的精准医疗。本章主要介绍利用 NGS 技术在腺癌、鳞癌和小细胞癌中发现的罕见突变基因。

第一节　肺腺癌罕见突变基因

驱动蛋白家族 5B 基因(kinesin family 5B gene,*KIF5B*)与 *RET* 基因的融合基因(*KIF5B*‐*RET*)于 2012 年通过全转录组测序和全基因组测序被确定为一个新的肺腺癌驱动基因[1-4]。*RET* 融合基因在亚洲和欧洲的肺腺癌患者中所占比例为 1%～2%,相当于每年全世界会新发 12 000 名 *RET* 融合基因阳性的肺癌患者。研究发现,*RET* 融合基因主要发生于肺腺癌患者中,尤其是较为年轻的肺腺癌患者[5]。*RET* 受体酪氨酸激酶是由定位于人类染色体基因 10q11.2 的 *RET* 原癌基因编码,它被认为是肾脏和肠道系统发育以及神经元分化和存活所必需的物质。*RET* 是胶质细胞源性神经营养因子(glial cell derived neurotrophic factor,*GDNF*)家族受体的配体,*GDNF* 家族包括有:*GDNF*、

Neurturin、*Persephin* 和 *Artemin*。当 *GDNF* 与配体结合后,激酶结构域被激活,随后使细胞内的酪氨酸残基磷酸化。这些磷酸化酪氨酸残基,通过携带 Src 同源体 2 或磷酸酪氨酸结合域来募集下游信号分子,可激活 *PI3K / AKT* 信号通路。*RET* 重排通常发生在没有其他常见致癌驱动基因如 *EGFR*、*ALK* 和 *ROS1* 的肿瘤中。最常见的 *RET* 融合基因为 *KIF5B - RET*,其他还包括卷曲螺旋结构域蛋白 6(coiled-coil domain-containing protein 6,*CCDC6*)/ *RET* 融合基因(*CCDC6 - RET*)、核受体辅激活物 4(nuclear receptor coactivator 4,*NCOA4*)/ *RET* 融合基因(*NCOA4 - RET*)和三联基序蛋白 33(tripartite motif-containing 33,*TRIM33*)/ *RET* 融合基因(*TRIM33 - RET*)。无论是在体外还是体内,都已经证明 *RET* 重排是起致癌作用的。多种针对 *RET* 通路的制剂已在其他肿瘤中广泛开展研究,主要包括凡德他尼、舒尼替尼、索拉非尼和帕纳替尼,都显示出良好的抗肿瘤作用,尤其是在有 *RET* 重排的肿瘤中,疗效可能更好[8]。而临床前研究表明,携带有 *RET* 融合基因的肺癌细胞系可能对多种激酶抑制剂如凡德他尼、舒尼替尼和索拉非尼敏感[1,3]。还有临床研究表明,携带 *RET* 融合基因的细胞系具有转化能力,并对凡德他尼和其他 *RET* 抑制剂更为敏感[6,7]。然而,由于缺少特异性的 *RET* 抑制剂,在 NSCLC 中尚无类似研究。有病例报道肺腺癌患者应用凡德他尼治疗 4 周后出现病情缓解;*KIF5B* 融合基因阳性患者在既往化疗疗效不佳的前提下,使用凡德他尼 1 周后出现了转移灶的缩小[9];以及 *CCDC6 -RET* 融合阳性的肺腺癌患者使用凡德他尼治疗 4 个月取得 PR[10]。一项前瞻性 Ⅱ 期临床研究用多激酶抑制剂卡博替尼对 3 例 *RET* 融合基因阳性的 NSCLC 患者进行治疗,疗效均为 SD,到研究发表之时均无疾病进展(4~8 个月)[11]。据报道,1 例 *KIF5B -RET* 融合阳性的非小细胞肺癌患者使用舒尼替尼 10 周(随后舒尼替尼停用),期间病情均得到有效控制[12]。另外,已有多个独立、开放的单臂临床试验在评估 *RET* 相关抑制剂对 NSCLC 的疗效。如日本进行的一项肺癌 *RET* 重排研究,评估了凡德他尼在 19 例 *RET* 融合基因阳性的非小细胞肺癌患者中的疗效。研究发现 17 例符合条件的患者中,9 例(53%,95% *CI*:28~77)达到了客观缓解,中位 PFS 为 4.7 个月(95% *CI*:2.8~8.5)[13]。另一项采用卡博替尼治疗 *RET* 阳性 NSCLC 的 Ⅱ 期临床研究中也观察到了类似的临床疗效,治疗总体反应率 28%(95% *CI*:12~49),中位

PFS 为 5.5 个月（95% *CI*：3.8～8.4）[14]。

BRAF - V600E 是肺癌中另一种常见的次要突变。2011 年，Antonio Marchetti 等人通过 NGS 技术检测 NSCLC 中 *BRAF* - V600E 的突变情况，发现 *BRAF* - V600E 在肺腺癌中的突变率是 5%[15]。非小细胞肺癌患者中 *BRAF* 基因突变占 1%～5%[16-18]。非小细胞肺癌的 *BRAF* 突变主要包括 V600E（50%）、G469A（39%）和 D594G（11%）[17]。*BRAF* - V600E 突变多见于女性、不吸烟者，其他非 V600E 突变更常见于有吸烟史的患者。与非 V600E 基因型相比，*BRAF* - V600E 突变的肿瘤细胞具有更强的侵袭能力和较差的预后。

Imielinski 等人对 183 例手术切除的肺腺癌做全基因组测序，确定了 U2 小核 RNA 辅助因子 1（U2 small nuclear RNA auxiliary factor 1，*U2AF1*）、RNA 结合基序蛋白 10（RNA binding motif protein 10，*RBM10*）和 *ARID1A* 为肺腺癌新的驱动基因，还发现其中 24 例有 *EGFR* 和盐诱导激酶 2（salt-inducible kinase 2，*SIK2*）的基因重排[19]。

SEO 等对 77 例肺腺癌患者的肿瘤组织及癌旁组织进行全转录组测序，鉴定了狐猴酪氨酸激酶 2（lemur tyrosine kinase 2，*LMTK2*）、*ARID1A*、*NOTCH2* 和 *SMARCA4* 基因为肺癌新的驱动基因，并在检出的 45 个融合基因中发现与嵌合酪氨酸激酶相关的有 *FGFR2* 和 *PDGFR*α，同时也鉴定到 *ALK*、*ROS1* 和 *RET* 等已知的肺腺癌融合基因[20]。

TCGA 研究组对 230 例手术切除肺腺癌患者的组织标本进行检测分析后，确定了 18 个显著突变的基因，约 13% 的患者存在 *NF1* 和 *HER2* 基因的表达异常，而这些患者中绝大部分未检测到其他活性癌基因突变，这意味着上述基因异常事件可能在肿瘤发展中发挥驱动作用。只有个别病例出现了已知的 *MAPK* 和 *PI3K* 通路活化突变，提示肺癌的发生机制中可能还包括其他未知的信号通路激活[21]。

Lynnette 等人对 25 名泛基因阴性（*EGFR* - /*KRAS* - /*BRAF* - /*HER2* - /*ALK* - /*ROS1* - /*RET* -）的非吸烟肺腺癌患者进行转录组测序时，检测到一个新的融合基因 *CD74* - *NRG1*。后来在 102 名泛阴性亚洲肺腺癌患者的筛选中，又发现了 4 例 *CD74* - *NRG1* 融合基因阳性的患者。进一步研究发现，*CD74* - *NRG1* 主要发生在非吸烟的浸润性黏液性肺腺癌患者中，并且与 *KRAS* 基因突变有关。该融合基因是 *CD74* 的前 6 个外显子融合到了 *NRG1* Ⅲ-β3 亚型编码 EGF 样结构域的外显子上,属于嵌合体转录融合基因。机制研究表明, *CD74*-*NRG1* 通过在细胞外表达表皮生长因子样结构域 *NRG1* Ⅲ-β3,从而激活 *PI3K*-*AKT* 信号通路,促进了肺癌发生发展。这可能是目前泛基因阴性肺癌患者的一个潜在治疗靶点[22]。

Jang 等采用 RNA 测序检测到 5/153 例不吸烟肺腺癌患者中有一种新型的葡萄球菌核酸酶样结构蛋白 1(staphylococcal nuclease and tudor domain containing 1,*SND1*)与 *BRAF* 的融合基因(*SND1*-*BRAF*),该基因在 H1299 细胞上的异位表达能促进 *MEK*/*ERK* 磷酸化、细胞增殖及肿瘤克隆形成等,推测其可能在肺癌的发展和治疗中有潜在作用[23]。

Vaishnavi 等人利用 NGS 测序检测 35 例泛阴性(*EGFR*-/*KRAS*-/ *ALK*-/*ROS1*-)肺腺癌患者,在 2 个样本中发现了新的 *NTRK1* 融合基因,然后采用 FISH 技术在另外 56 个泛阴性肺腺癌样本中进行验证,也发现了 1 例 *NTRK1* 融合基因阳性。体外实验证实 *NTRK1* 融合蛋白有致癌性,表明 *NTRK1* 融合基因(3.3%,3/91)可能是肺腺癌新的驱动基因[24]。*NTRK1* 在正常细胞中不表达,但当它与其他基因融合后,可以高度表达并激活下游激酶,使肿瘤处于高度活化状态。一项新的研究发现,*NTRK1* 融合基因广泛存在于多种癌症中。据估计,美国每年有 1 500~2 000 个 *NTRK1* 融合基因阳性的新发患者。针对 *NTRK1* 融合基因现已研发了靶向药物 larotrectinib,但令人无奈的是,larotrectinib 尚处在临床试验阶段,NGS 测序就发现了该药的继发耐药基因,目前又着手开发针对该耐药位点的靶向药物。这从另一方面证明 NGS 在探索新的基因变异方面发挥了强大作用,同时促进了新药的研发。

第二节　肺鳞癌罕见突变基因

TCGA 研究组在 2012 年全面揭示了肺鳞癌的基因组图谱。通过对 178 例肺鳞癌患者进行全外显子测序和全转录组测序分析,在人淋巴细胞位点 A 抗原(human leukocyte antigen locus A,*HLA-A*)Ⅰ类主要组织相容性基因中发现了新的功能缺失变异。这些显著变异包括人核因子红细胞 2 相关因子 2（human nuclear factor erythroid 2 related factor 2，*NFE2L2*）和 Kelch 样环氧氯丙烷相关蛋白 1（kelch-like ECH-associated protein 1，*KEAP1*）基因的缺失或突变，发生于 34% 的肺癌患者中。在补充了新的基因突变后，研究组已确定了大多数肺鳞癌的治疗相关基因靶点[25]。

成纤维细胞生长因子受体家族包括 4 种激酶受体：*FGFR1*、*FGFR2*、*FGFR3* 和 *FGFR4*。研究发现，在吸烟的肺鳞癌患者中存在 *FGFR1* 的扩增或激活[26,27]，肺鳞癌患者的 *FGFR1* 扩增比例是 9%，要高于肺腺癌中 4% 的 *FGFR1* 突变率[28]。*FGFR3* 突变也是 *FGFR* 家族常见的突变。TCGA 数据库中肺鳞癌的突变数据显示：*FGFR3* 错义突变占 3%、扩增占 0.6%、融合占 2.2%、删除占 1.7%。Kim 等人使用 RNA 测序鉴定了肺鳞癌潜在的驱动基因——*FGFR3* 与转化酸性卷曲螺旋蛋白 3（transforming acidic coiled coil-containing protein 3，*TACC3*）的融合基因（*FGFR3 - TACC3*），该融合基因在肺鳞癌中的突变率要远高于肺腺癌中 0.5% 的突变率[29,30]。近来，还有报道 *FGFR3* 在其他肿瘤类型中是可能的治疗靶点[31]，而且临床前研究表明，*FGFR3 - TACC3* 融合基因和其他 *FGFR3* 融合基因阳性的肺癌患者对 *FGFR* 抑制剂均敏感[29]。与 *FGFR* 抑制剂相关的临床试验目前正在进行中[32,33]。希望靶向 *FGFR* 通路的药物可以提高肺鳞癌患者的预后。

第三节　小细胞癌罕见突变基因

Peifer 等对 29 名小细胞肺癌患者进行全外显子测序、全转录组测序和全基因组测序分析：所有病例均存在 *p53* 和 *RB1* 失活的基因组特征。结果显示除了 *CREBBP*、*EP300* 和 *MLL* 等基因突变，同时还观察到 *PTEN* 基因的频繁突变，以及促红细胞生成素肝细胞受体 A7（erythropoietin-producing hepatocellular receptor A7，*EPHA7*）和 *FGFR1* 基因的扩增[34]。

Rudin 等通过全外显子测序和全转录组测序在 36 例原发性小细胞肺癌和 17 例小细胞肺癌细胞系中分析确定了 22 个可能的驱动基因。其中性别决定区

Y 框蛋白 2(sex determining region Y box protein 2，*SOX2*)基因扩增在 SCLC 中约占 27%，可作为小细胞肺癌的治疗靶点[35]。

George 等通过全基因组测序和全转录组测序对 110 例小细胞肺癌进行分析，确定了 *TP73* 和 *NOTCH* 家族基因的频繁突变，*TP73* 基因的重排诱导了 *TP73*Δex2/3 原癌基因的转录；全基因组测序结果还揭示了 3 号染色体和 11 号染色体上野生型 *RB1* 基因的断裂会影响肿瘤发生[36]。

第四节　香烟暴露与肺癌基因组改变

Govindan 等对 NSCLC 患者的 17 个肿瘤组织及配对正常组织进行全基因组和转录组测序，发现吸烟者的突变频率比从不吸烟者高出 10 倍。深度测序发现 *EGFR* 和 *KRAS* 基因突变在吸烟者和不吸烟者中均属于基础克隆，提示 *EGFR* 和 *KRAS* 突变在肺癌的发生中起始动引发作用[37]。

Cou 等分析了 739 例肺部肿瘤的几个 NGS 研究数据库，发现吸烟者比不吸烟者有更多的体细胞突变，吸烟者的肿瘤基因组比不吸烟者更加复杂[38]。

随着高通量测序和系统基因组技术的不断发展，鉴定出越来越多的基因突变，其中一些可能是关键的肺癌驱动基因，如 *EGFR* 突变和 *ALK* 重排，已成为当前分子靶向治疗的热门靶点。而一些罕见基因突变的临床研究也正在进行。肺癌个体化精准治疗的模式给人们带来了新的机会，但同时也面临诸多挑战。① 非小细胞肺癌是公认的人群变异很大的疾病，肿瘤的异质性明显；② 在疾病进展或治疗过程中肿瘤的遗传变异可能会发生很大改变；③ 肿瘤组织的数量和质量是基因组检测的基础，但石蜡包埋的临床标本能提供的活检材料非常少，很难定制检测多基因变异的诊断系统；④ 高通量基因组测序在药物靶点和基因组变异的识别、分析方面仍存在较大不确定性，目前主要还是依赖于手术切除标本得到的数据。

如今，不断涌现的靶向药物为临床患者提供了越来越多的治疗选择。对于罕见突变的研究，临床专家建议在二代测序的基础上进行伞式或者篮式研究，加速临床研究进度，加快新药物的开发和利用。

参考文献

［1］ Kohno T，Ichikawa H，Totoki Y，et al. KIF5B-RET fusions in lung adenocarcinoma [J]. Nat Med，2012，18：375‐377.

［2］ Takeuchi K，Soda M，Togashi Y，et al. RET, ROS1 and ALK fusions in lung cancer [J]. Nat Med，2012，18：378‐381.

［3］ Lipson D，Capelletti M，Yelensky R，et al. Identification of new ALK and RET gene fusions from colorectal and lung cancer biopsies[J]. Nat Med，2012，18：382‐384.

［4］ Ju Y S，Lee W C，Shin J Y，et al. A transforming KIF5B and RET gene fusion in lung adenocarcinoma revealed from whole-genome and transcriptome sequencing［J］. Genome Res，2012，22：436‐445.

［5］ Tsuta K，Kohno T，Yoshida A，et al. RET-rearranged non-small-cell lung carcinoma: a clinicopathological and molecular analysis[J]. Br J Cancer，2014，110：1571‐1578.

［6］ Matsubara D，Kanai Y，Ishikawa S，et al. Identification of CCDC6-RET fusion in the human lung adenocarcinoma cell line，LC-2/ad[J]. J Thorac Oncol，2012，7：1872‐1876.

［7］ Chao B H，Briesewitz R，Villalona-Calero M A. RET fusion genes in non-small-cell lung cancer[J]. J Clin Oncol，2012，30：4439‐4441.

［8］ Plaza-Menacho I，Mologni L，McDonald N Q. Mechanisms of RET signaling in cancer: current and future implications for targeted therapy[J]. Cell Signal，2014，26：1743‐1752.

［9］ Gautschi O，Zander T，Keller F A，et al. A patient with lung adenocarcinoma and RET fusion treated with vandetanib[J]. J Thorac Oncol，2013，8：e43‐44.

［10］ Falchook G S，Ordonez N G，Bastida C C，et al. Effect of the RET Inhibitor Vandetanib in a Patient With RET Fusion-Positive Metastatic Non-Small-Cell Lung Cancer[J]. J Clin Oncol，2016，34：e141‐144.

［11］ Drilon A，Wang L，Hasanovic A，et al. Response to Cabozantinib in patients with RET fusion-positive lung adenocarcinomas[J]. Cancer Discov，2013，3：630‐635.

［12］ Wu H，Shih J Y，Yang J C. Rapid Response to Sunitinib in a Patient with Lung Adenocarcinoma Harboring KIF5B-RET Fusion Gene[J]. J Thorac Oncol，2015，10：e95‐e96.

［13］ Yoh K，Seto T，Satouchi M，et al. Vandetanib in patients with previously treated RET-rearranged advanced non-small-cell lung cancer（LURET）: an open-label, multicentre phase 2 trial[J]. Lancet Respir Med，2017，5：42‐50.

［14］ Drilon A，Rekhtman N，Arcila M，et al. Cabozantinib in patients with advanced RET-rearranged non-small-cell lung cancer: an open-label, single-centre, phase 2, single-arm trial[J]. Lancet Oncol，2016，17：1653‐1660.

［15］ Marchetti A，Felicioni L，Malatesta S，et al. Clinical features and outcome of patients with non-small-cell lung cancer harboring BRAF mutations[J]. J Clin Oncol，2011，29：

3574 - 3579.

[16] Davies H, Bignell G R, Cox C, et al. Mutations of the BRAF gene in human cancer [J]. Nature, 2002, 417: 949 - 954.

[17] Paik P K, Arcila M E, Fara M, et al. Clinical characteristics of patients with lung adenocarcinomas harboring BRAF mutations[J]. J Clin Oncol, 2011, 29: 2046 - 2051.

[18] Cardarella S, Ogino A, Nishino M, et al. Clinical, pathologic, and biologic features associated with BRAF mutations in non-small cell lung cancer[J]. Clin Cancer Res, 2013, 19: 4532 - 4540.

[19] Imielinski M, Berger A H, Hammerman P S, et al. Mapping the hallmarks of lung adenocarcinoma with massively parallel sequencing[J]. Cell, 2012, 150: 1107 - 1120.

[20] Seo J S, Ju Y S, Lee W C, et al. The transcriptional landscape and mutational profile of lung adenocarcinoma[J]. Genome Res, 2012, 22: 2109 - 2119.

[21] Cancer Genome Atlas Research Network. Comprehensive molecular profiling of lung adenocarcinoma[J]. Nature, 2014, 511: 543 - 550.

[22] Fernandez-Cuesta L, Plenker D, Osada H, et al. CD74-NRG1 fusions in lung adenocarcinoma[J]. Cancer Discov, 2014, 4: 415 - 422.

[23] Jang J S, Lee A, Li J, et al. Common Oncogene Mutations and Novel SND1-BRAF Transcript Fusion in Lung Adenocarcinoma from Never Smokers[J]. Sci Rep, 2015, 5: 9755.

[24] Vaishnavi A, Capelletti M, Le A T, et al. Oncogenic and drug-sensitive NTRK1 rearrangements in lung cancer[J]. Nat Med, 2013, 19: 1469 - 1472.

[25] Cancer Genome Atlas Research Network. Comprehensive genomic characterization of squamous cell lung cancers[J]. Nature, 2012, 489: 519 - 525.

[26] Weiss J, Sos M L, Seidel D, et al. Frequent and focal FGFR1 amplification associates with therapeutically tractable FGFR1 dependency in squamous cell lung cancer[J]. Sci Transl Med, 2010, 2: 62ra93.

[27] Dutt A, Ramos A H, Hammerman P S, et al. Inhibitor-sensitive FGFR1 amplification in human non-small cell lung cancer[J]. PLoS One, 2011, 6: e20351.

[28] Helsten T, Elkin S, Arthur E, et al. The FGFR Landscape in Cancer: Analysis of 4,853 Tumors by Next-Generation Sequencing [J]. Clin Cancer Res, 2016, 22: 259 - 267.

[29] Capelletti M, Dodge M E, Ercan D, et al. Identification of recurrent FGFR3-TACC3 fusion oncogenes from lung adenocarcinoma[J]. Clin Cancer Res, 2014, 20: 6551 - 6558.

[30] Majewski I J, Mittempergher L, Davidson N M, et al. Identification of recurrent FGFR3 fusion genes in lung cancer through kinome-centred RNA sequencing[J]. J Pathol, 2013, 230: 270 - 276.

[31] Kim Y, Hammerman P S, Kim J, et al. Integrative and comparative genomic analysis

of lung squamous cell carcinomas in East Asian patients[J]. J Clin Oncol, 2014, 32: 121 - 128.

[32] Roth G J, Binder R, Colbatzky F, et al. Nintedanib: from discovery to the clinic[J]. J Med Chem, 2015, 58: 1053 - 1063.

[33] Durm G, Hanna N. Targeting multiple angiogenic pathways simultaneously: experience with nintedanib in non-small-cell lung cancer[J]. Future Oncol, 2014, 10: 1167 - 1173.

[34] Peifer M, Fernandez-Cuesta L, Sos M L, et al. Integrative genome analyses identify key somatic driver mutations of small-cell lung cancer[J]. Nat Genet, 2012, 44: 1104 - 1110.

[35] Rudin C M, Durinck S, Stawiski E W, et al. Comprehensive genomic analysis identifies SOX2 as a frequently amplified gene in small-cell lung cancer[J]. Nat Genet, 2012, 44: 1111 - 1116.

[36] George J, Lim J S, Jang S J, et al. Comprehensive genomic profiles of small cell lung cancer[J]. Nature, 2015, 524: 47 - 53.

[37] Govindan R, Ding L, Griffith M, et al. Genomic landscape of non-small cell lung cancer in smokers and never-smokers[J]. Cell, 2012, 150: 1121 - 1134.

[38] Gou L Y, Niu F Y, Wu Y L, et al. Differences in driver genes between smoking-related and non-smoking-related lung cancer in the Chinese population[J]. Cancer, 2015, 121: 3069 - 3079.

第六章

NGS 发现肺癌基因表达异常

肿瘤研究的一个重要方向就是确定基因异常表达（表达水平过高或者过低）对肿瘤发生发展的影响，而基因测序技术的发展给肿瘤发生机制的探索带来了更多契机。研究发现肺癌患者体内可以改变正常蛋白表达的基因突变高达150 种，比其他的恶性肿瘤高出 30～60 倍，这可能是肺癌发生率偏高的原因之一。目前已经完成肺腺癌、肺鳞癌及小细胞肺癌的全基因组测序。

基因表达异常主要包括癌基因的活化和抑癌基因的失活。其中，癌基因主要通过基因突变、染色体易位重排以及原癌基因扩增而活化。基因扩增是细胞内的基因被复制成多拷贝，它一般暗示存在高度的染色体结构破坏与不稳定性。基因拷贝数增多往往会导致表达水平升高。

第一节 肺鳞癌基因表达异常

TCGA 研究组于 2012 年采用基因组测序、转录组测序、RNA 测序、miRNA 测序、基因表达谱分析、启动子甲基化谱分析等方法检测了 178 例鳞癌手术标本（Ⅰ、Ⅱ和Ⅲ期标本分别占 55%、21% 和 21%）。结果发现，超过 30 个基因组区域出现了拷贝数改变，外显子测序发现 13 个显著的基因突变并存在表达水平升高，包括 *TP53*、*CDKN2A*、*PTEN*、*KEAP1* 和 *NFE2L2* 等。几乎所有标本都存在 *TP53* 和 *CDKN2A* 的失活突变，而分别有 35% 和 43% 的标本中出现了 *NFE2L2* / *KEAP1* 和 *PI3K* / *AKT* 途径的突变。基因表达谱分析可将肺鳞癌分成经典型（37%）、基底型（24%）、分泌型（24%）和初始型（15%）4 个类型，每个类型均对应有特定的突变和拷贝数变异，包括 *NFE2L2* / *KEAP1* 突变、*FGFR1* 变异、*PDGFRα* 变异和 *RB1* 突变等。这 4 个类型中都存在染色体 3q26 扩增，而经典型还出现了 3 个 3q 染色体上的原癌基因 *SOX2*、*TP63* 和

PIK3CA 的过量表达。RNA 测序结果表明 *TP63* 的高表达与 P40 表达有关[1]。下面详细介绍 TCGA 所披露的肺鳞癌相关的基因表达异常。

1. *SOX2* 基因扩增

SOX2 是胚胎发育中关键的干细胞转录因子，各种肺癌组织中都能发现 *SOX2* 的过度表达。TCGA 和 Kim 的两项独立研究均采用全基因组测序和全外显子组测序对肺鳞癌进行检测，分别发现 *SOX2* 基因扩增的发生率为 21% 和 42%[1,2]。*SOX2* 是 *SOX* 基因家族的一个成员，位于染色体 3q26.33 位点，在胚胎早期发育过程中具有调节胚胎干细胞转录的作用。*SOX2* 作为潜在的驱动基因，其异常改变可能会促进肿瘤干细胞活性增强和肿瘤转移。有研究显示，肺鳞癌中 *SOX2* 基因扩增与肿瘤低分化显著相关，而 *SOX2* 高表达则与年轻、肿瘤直径小、转移发生概率低相关。生存分析发现，*SOX2* 高表达可能会使肺鳞癌患者有一个较长的总生存期。目前，尚无针对 *SOX2* 扩增的靶向药物。

2. *EGFR* 基因扩增

TCGA 通过全基因组和全外显子组测序发现 9% 的肺鳞癌标本中出现了 *EGFR* 基因扩增。肺腺癌中常出现 *EGFR* 敏感突变（19 外显子缺失和 L858R 点突变），而肺鳞癌中常出现 *EGFR* 基因拷贝数变异和 *EGFR* 缺失突变。多项研究显示肺鳞癌的 *EGFR* 基因扩增和过表达均显著高于肺腺癌。*EGFR* 过表达与较差的预后相关，但未发现 *EGFR* 过表达与 *EGFR* - TKI 疗效之间的相关性。

3. *HER2* 基因扩增

通过分析肺鳞癌的全基因组测序数据，TCGA 发现 4% 的肺鳞癌存在 *HER2* 基因扩增。*HER2* 基因位于 17 号染色体 q21 上。该基因编码具有酪氨酸激酶活性的跨膜蛋白。*HER2* 基因扩增和过表达与多种恶性肿瘤的发生发展相关。

4. *CDKN2A* 基因缺失

在肺鳞癌患者中利用 NGS 测序发现许多调节细胞周期的基因出现异常，其中 72% 是 *CDKN2A* 变异,包括 21% 为甲基化导致的表观遗传沉默,18% 为失活,4% 为外显子 1β 跳跃,29% 为同质性缺失。*CDKN2A* 是一种重要的抑癌基因,位于染色体 9p21,属于细胞周期依赖性激酶抑制因子基因,在细胞增殖和凋亡过程中起重要作用。*CDKN2A* 基因编码两种不同的抑癌蛋白,一种是细胞周期依赖性激酶抑制蛋白 p16 INK4a,另一种是可变读框(alterative reading frame,*ARF*)基因编码的产物 p14 *ARF*。尽管 *CDKN2A* 基因突变和缺失在肺鳞癌中发生比例较高,但目前尚无针对性的靶向药物。

5. 细胞周期蛋白 D1(cyclin D1,*CCND1*)基因扩增

CCND1 属于癌基因,位于染色体 11q13。在正常细胞中,*CCND1* 在 G1 早期产生,可参与对细胞周期 G1/S 转化期的调控。在肿瘤细胞中,*CCND1* 基因除参与细胞周期调控外,还参与肿瘤的侵袭,并与化疗和放疗的疗效相关。TCGA 研究数据显示 *CCND1* 基因扩增在肺鳞癌中的发生率为 12.5%,其临床意义和相关的靶向药物还有待进一步研究。

6. 局部黏着斑激酶(focal adhesion kinase,*FAK*)表达增加

周光飚等对 91 例非小细胞肺癌患者的 *FAK* 基因组序列和编码区序列进行测序,发现在 7 例患者的肿瘤组织中存在 4 种类型 *FAK* 变异体:1 例患者发生 *FAK* 内部串联复制,1 例患者发生 A1004S 点突变,1 例患者发生第 5～27 号外显子缺失,4 例患者出现 *FAK* 的剪切异构体 *FAK*6,7(在 Y397 位点前后分别插入编码 6、7 的氨基酸外显子 Box6 和 Box7)。进一步分析 TCGA 数据库中肺癌患者的 RNA 测序数据发现,在 508 例肺腺癌患者中有 42 例(占 8.3%)、501 例肺鳞癌患者中有 37 例(占 7.4%)患者表达含有"Box 6"及(或)"Box 7"的 *FAK* 可变剪切变异体,且吸烟患者发生 *FAK* 变异的比例较不吸烟患者明显增高。与野生型 *FAK* 相比,*FAK* 内部串联复制和 *FAK*6,7 的自身磷酸化水平增高,对 *FAK* 激酶抑制剂的敏感性增强[3]。*FAK* 是一种重要的非受体型酪氨酸激酶,在几乎所有的细胞中均有表达,可将细胞外的重要信号(如细胞生长、营养等)向细胞内传导,能调控细胞的基本生物学功能。*FAK* 在肿瘤中表达增高与患者预后呈负相关,临床试验显示抑制 *FAK* 的过表达具有一定的抗肿瘤活性。

第二节　肺腺癌基因表达异常

TCGA 研究组采取 mRNA、miRNA 和 DNA 测序结合拷贝数、甲基化和蛋白质组学分析对手术切除的 230 例肺腺癌样本进行了综合研究，观察到甲状腺转录因子 1（thyroid transcription factor‐1，*TTF‐1*）、端粒酶逆转录酶（telomerase reverse transcriptase，*TERT*）、小鼠双微体 2 同源物（mouse double minute 2 homolog，*MDM2*）、*KRAS*、*EGFR*、*MET*、细胞周期蛋白 E1（cyclin E1，*CCNE1*）、*CCND1*、端粒酶 RNA（telomerase RNA component，*TERC*）的拷贝数增加[4]。

Jacob J. Chabon 等人通过 CAPP-seq 技术对 43 例经第三代 *EGFR* 酪氨酸激酶抑制剂 rociletinib 治疗的非小细胞肺癌患者的血浆 ctDNA 进行了检测，观察到多种基因相关的耐药机制。其中，*MET* 拷贝数增加是最常见的 rociletinib 耐药机制。治疗前即存在 *MET* 扩增的患者具有更短的无进展生存期，而预先存在 T790M 突变和 *MET* 拷贝数扩增的 NSCLC 患者对 rociletinib 是不敏感的。此外，还观察到 *EGFR* 和 *HER2* 基因的拷贝数增加。将这两种基因在肺癌细胞系 H1975 中过表达，发现过表达后的细胞对 rociletinib 的敏感性下降[5]，由此证明了 *MET*、*EGFR*、*HER2* 基因拷贝数增加是 rociletinib 重要的耐药机制。

Jung 及其团队采用转录组测序对非小细胞肺癌样本进行研究，发现了新的蛋白酪氨酸磷酸酶非受体 3 型（protein tyrosine phosphatase，non-receptortype 3，*PTPN3*）与 *ALK* 的融合基因（*PTPN3‐ALK*），并用逆转录 PCR 方法进行了验证[6]。Young Seok Ju 等人对 20 例原发性肺腺癌患者进行全基因组测序，发现了一个新的融合基因 *KIF5B‐RET*（2/20）[7]。融合基因在第三章已做介绍，本章不再赘述。

第三节　小细胞肺癌基因表达异常

SCLC 由于组织标本不足、基因组复杂、研究进展缓慢，先前发表的数据均为小样本量研究。2015 年,Peifer M、Sage J、Thomas RK 等联合了多个国家的科研人员,进行了迄今样本量最大、第一个全面分析小细胞肺癌体细胞突变基因组特征的研究。该研究对 110 例肿瘤组织和配对标本进行了全基因组分析,发现 SCLC 普遍存在 *TP53*、*RB1*、*MYC*、*BRAF*、*KIT* 和 *PIK3CA* 的变异。该研究的新发现之一是在 13% 的 SCLC 中检测到 *TP73* 基因的突变或重排,证实该基因重排产生的 *TP73*Dex2/3 具有抑制野生型 *TP53* 的功能,可能发挥致癌基因的作用,或将成为 SCLC 新的潜在治疗靶点。Rudin 等人通过全外显子测序和全转录组测序在 36 例原发性 SCLC 和 17 例 SCLC 细胞系中分析确定了 22 个候选驱动基因,其中约 27% 的 SCLC 中出现了 *SOX2* 基因扩增,因此 *SOX2* 也被确定为 SCLC 的治疗靶点[8]。此外,还有超过 3/4 的 SCLC 中神经内分泌标志物 *CHGA* 和促胃液素(胃泌素)释放肽(gastrin releasing peptide, *GRP*)高表达。这表明在许多 SCLC 中 *NOTCH* 信号通路的活性较低。

Matthew J 等对 9 例 *EGFR*-TKI 耐药后 NSCLC 转为 SCLC 的 11 个组织样本进行了全外显子组测序,旨在发现 SCLC 转化的发生机制及基因特征。这 11 个 SCLC 转化标本中均有 *RB1* 基因表达缺失,但是下调 NSCLC 细胞系中 *RB1* 的表达,并没有诱导耐药发生,也没有改变 NSCLC 细胞系中神经内分泌标志物的表达和表型转化[9]。因此不足以说明 *RB1* 基因缺失在 NSCLC 向 SCLC 转化过程中究竟起何种作用,尚需进一步研究证实。同时该研究也对发生 SCLC 转化后的治疗进行了探索,发现特大 B 细胞淋巴瘤的抑制剂 ABT-263 对于 SCLC 转化的抑制效果要优于未转化的 NSCLC,这为 EGFR-TKI 耐药后的治疗又提供了一个新思路。

参考文献

[1] Cancer Genome Atlas Research Network. Comprehensive genomic characterization of squamous cell lung cancers[J]. Nature,2012,489:519-525.

[2] Kim Y,Hammerman P S,Kim J,et al. Integrative and comparative genomic analysis of lung squamous cell carcinomas in East Asian patients[J]. J Clin Oncol,2014,32:121-128.

[3] Zhou B,Wang G Z,Wen Z S,et al. Somatic Mutations and Splicing Variants of Focal Adhesion Kinase in Non-Small Cell Lung Cancer[J]. J Natl Cancer Inst,2018,110.

［4］Cancer Genome Atlas Research Network. Comprehensive molecular profiling of lung adenocarcinoma［J］. Nature，2014，511：543－550.

［5］Chabon J J，Simmons A D，Lovejoy A F，et al. Circulating tumour DNA profiling reveals heterogeneity of EGFR inhibitor resistance mechanisms in lung cancer patients［J］. Nat Commun，2016，7：11815.

［6］Jung Y，Kim P，Jung Y，et al. Discovery of ALK－PTPN3 gene fusion from human non-small cell lung carcinoma cell line using next generation RNA sequencing［J］. Genes Chromosomes Cancer，2012，51：590－597.

［7］Ju Y S，Lee W C，Shin J Y，et al. A transforming KIF5B and RET gene fusion in lung adenocarcinoma revealed from whole-genome and transcriptome sequencing［J］. Genome Res，2012，22：436－445.

［8］Rudin C M，Durinck S，Stawiski E W，et al. Comprehensive genomic analysis identifies SOX2 as a frequently amplified gene in small-cell lung cancer［J］. Nat Genet，2012，44：1111－1116.

［9］Niederst M J，Sequist L V，Poirier J T，et al. RB loss in resistant EGFR mutant lung adenocarcinomas that transform to small-cell lung cancer［J］. Nat Commun，2015，6：6377.

第七章

NGS 指导治疗决策和鉴定肿瘤耐药机制

机体通常会高效地通过一系列"检查点"来鉴别并且修复损伤的 DNA，当损伤不能够被修复时，细胞就会进行一种名为细胞凋亡的过程，但当细胞凋亡过程发生这样或那样的障碍时，肿瘤就会产生。尽管治疗肿瘤的现代医学非常成功，但肿瘤几乎很难被完全治愈，抑制特殊遗传错误的传播或许会有效遏制肿瘤的进展，而这些遗传错误往往会使肿瘤细胞能够避免细胞凋亡或细胞复制性衰老。随着生物学研究的发展，人们对肿瘤的发生发展机制有了更多更深入的了解，其治疗手段和效果均取得了突破性的进展。目前，乳腺癌、前列腺癌等癌种其 5 年生存率都高于 90%，然而支气管肺癌的 5 年生存率依旧很低，徘徊于 18% 左右，为何肺癌如此难以治疗？

从 1977 年发现 *EGFR* 基因，1984 年发现 *KRAS* 突变，人们逐渐认识了肺癌发生发展的复杂遗传因素，对肺癌的治疗也越来越精细化，不再是简单的放疗及化疗。近年来，NCCN 指南中加入了越来越多的治疗靶点如 *AKT1*、*ALK*、*BRAF*、*EGFR*、*HER2*、*KRAS*、*MEK1*、*MET*、*PIK3CA*、*RET* 和 *ROS1* 等。这些基因突变很少同时发生，这些突变在吸烟与否的非小细胞肺癌中都有发生，不吸烟的腺癌患者发生 *EGFR*、*HER2*、*ALK*、*RET* 和 *ROS1* 突变的可能性更高。这些靶点的发现和临床应用大幅提高了肺癌患者的预后和生活质量，随着医学研究的不断进展，研究者们相信未来将会有更多有效治疗肿瘤的新疗法相继问世[1]。

传统中医学思想中讲究同病异治和异病同治，这一观点同样适用于现代肺癌的精准治疗。肿瘤由具有不同分子和表型特征的细胞群体组成，称为瘤内异质性。目前，主要是通过检测驱动基因改变来观察和治疗驱动基因阳性的患者。这种方法没有解决癌症中共同发生的基因改变的潜在风险，只是将一个"驱动因素"与其他"驱动因素"视为相互排斥的关系。不论是未治疗的肿瘤，还是对靶向治疗原发耐药的患者，其驱动基因的共同突变对疾病进展和预后的影响还缺乏相关研究[2]。共同发生的基因改变与原发性驱动基因(如突变型 *EGFR*)对促进肿瘤进展和肿瘤获得性耐药的影响还在进一步研究中。本章希望通过讲述遗传信息的改变在肺癌发生发展中的作用,进而说明 NGS 在肺癌精准治疗中的价值和意义。

第一节 肺癌基因组学研究的主要内容及其临床意义

同样是肺癌患者,不同患者、相同患者的不同阶段其肿瘤细胞都很可能有不同的遗传改变和异质性,而肿瘤患者特别是晚期患者,早治疗、精准治疗对于患者预后至关重要。目前,在临床实践中常用的检测手段,仍然较为传统,一次检测项目往往不够全面,如检测融合基因的 FISH 方法,样品使用率非常低,得出的信息却又不够精确,难以确定具体融合信息,更难以得知其他基因的改变,这对患者的及时调整治疗方案极为不利。而 NGS 测序技术,可以利用有限的样品,为治疗提供更为全面和精确的信息。

1. DNA 遗传信息的改变

肺癌的发生是由于细胞功能的异常,而细胞功能是否正常根本上还是取决于遗传信息。所以,越全面充分地了解遗传信息,越有助于对肺癌的了解,进而提高肺癌患者的预后。DNA 单核苷酸变异、插入与缺失通过现代高通量测序技术可以相当准确地鉴定出基因组的单个碱基对变异。肺腺癌最常见的突变致癌基因是 *KRAS*(33%)、*EGFR*(14%)、*BRAF*(10%)、*PIK3CA*(7%)和 *MET*(7%),抑癌突变基因有 *TP53*(46%)、丝氨酸/苏氨酸激酶 11(serine/threonine kinase 11,*STK11*,17%)、*KEAP*(17%)、*NF1*(11%)、*RB1*(4%)和 *CDKN2A*(4%),10%的腺癌具有染色质修饰基因(*ARID1A* 和 *SMARCA4*)和 RNA 剪切基因(*RBM10* 和 *U2AF1*)的突变。

尽管鳞癌和腺癌都具有 *TP53* 和 *CDKN2A* 的高频突变,但鳞癌较少具有编码受体酪氨酸激酶的基因突变,更多的是 *PTEN*、*NOTCH1*、*RB1* 等抑癌基因的功能缺失。小细胞肺癌常出现基因的失活突变,如 *RB1*、*TP53*、*PTEN*、编码 G 蛋白偶联受体通路分子的甲酰肽受体 1(formyl peptide receptor 1,*FPR1*)基因以及一些中心体的调控基因。研究也发现肺癌与吸烟高度相关,是突变负荷最强的少数几种肿瘤之一,而且具有很强的异质性,这也是肺癌生存率较低的重要原因。C→A 碱基替换是与烟草暴露相关的特点,主要见于吸烟的腺癌患者。全外显子组测序发现吸烟的肺癌患者每百万碱基对中就有 8~10 个体细胞突变,不吸烟患者则是 0.8~1 个突变。肺癌基因组的复杂性还体现在大量的染色体拷贝数变异与基因重排。

2. 染色体变化与拷贝数变异

研究人员通过 NGS 研究大量的肺癌样本,已经从样本的拷贝数分析鉴定出一些不同病理亚型共有的变异。例如,3 号染色体短臂(3p)包含了多个抑癌基因,时常在各种肺癌亚型发生的早期出现缺失。肺癌其他常见的缺失位点还包括 *CDKN2A*、编码 *ARF* 和 *p16*,分别调控 *p53* 和 *CDK4/6*。染色体的选择性扩增则倾向于组织学特异性,如鳞癌和小细胞癌的 *SOX2* 与腺癌的 *TTF-1*。

3. 表观遗传学改变

遗传信息的改变,除了 DNA 序列改变,基因转录还受蛋白修饰和 DNA 甲基化等表观遗传学改变的影响。不同的病理类型,其表观遗传学改变不尽相同:在腺癌中可能出现染色质修饰基因(*SMARCA4* 和 *ARID1A*)的突变;而小细胞肺癌中可能发生 *CREBBP* 和 *EP300* 的突变(可影响组蛋白转移酶活性)、*MLL* 基因(甲基转移酶)的突变。

4. 转录组变异

转录组分析发现了 DNA 系列变异对 RNA 转录本、剪切位点突变和基因融合的影响。腺癌的 *MET* 基因剪切位点突变导致了 14 号外显子跳跃,形成持续活化的稳定蛋白。腺癌的基因融合和重排涉及 *ALK*、*ROS1*、*NTRK1*、*NRG1*、*FGFR4*、*HER4*、*BRAF* 和 *RET* 等诸多基因,成为治疗靶点。鳞癌中的 *FGFR* 家族基因重排同样是一个潜在的治疗靶点。然而,小细胞肺癌的多数重排,如

MYC、*CREBBP*、*PTEN*、*RB1* 和 *TP73* 等，目前尚不足以用于靶向治疗。

5. 细胞起源

呼吸道上皮由多种细胞构成，细胞的成分和比例呈现高度异质性。近端呼吸道以基底细胞、杯状细胞、神经内分泌细胞、纤毛细胞和克拉克细胞为主，而肺泡则由Ⅰ型和Ⅱ型肺泡细胞组成。肺癌的最终组织学成分似乎取决于起源细胞特定的分子特征、调控分化通路的变异以及该过程中的细胞环境。小鼠实验提示：*TP53* 和 *RB1* 的缺失足以导致小细胞肺癌的发生；支气管肺泡管的Ⅱ型肺泡细胞、克拉克细胞是小鼠腺癌的起源细胞；Ⅱ型肺泡细胞在Ⅰ型和Ⅱ型细胞更新过程中发挥重要作用。该过程受 *EGFR*、*RAS* 和转化生长因子-β(transforming growth factor-β, *TGF*-β)信号通路的调控。尽管缺乏明确的证据，近端呼吸道的基底细胞仍被假定为鳞癌的起源细胞。对动物肿瘤起始细胞在肿瘤进展中各个时间点进行全面的分子分析将极大地提高我们对肿瘤起始和进展分子事件的认识。

6. 克隆进化与瘤内异质性

肿瘤治疗的难点在于其异质性。2014 年，*Science* 杂志发表研究首次聚焦于肺腺癌样本中的瘤内异质性。研究人员对 11 个肺腺癌样本应用了多区域全外显子组测序，结果提示：所有肿瘤都显示出明显的瘤内异质性证据。平均而言，在个体肿瘤的所有区域中，76% 的突变可以是共有的，这表明单区域测序可能足以鉴定局部肺腺癌中已知的大多数癌基因突变。然而手术后 21 个月的中位随访结果显示 3 例患者复发，所有 3 例患者原发肿瘤的亚克隆突变分数明显高于无复发患者。这些数据表明，较大的亚克隆突变部分可能与局部肺腺癌患者术后复发有关[3]。

TRACERx 研究在 2017 年发表的最新研究结果表明：虽然驱动基因突变如 *EGFR*、*MET*、*BRAF* 等往往是克隆源性突变且早期即可出现，但由于早期克隆性基因组倍增和后续亚克隆多样性，NSCLC 的瘤内异质性普遍存在（在 75% 受试样本中出现）；大部分肿瘤后续异质性驱动突变主要由 *PIK3CA* 和 *NF1* 以及涉及染色质修饰和 DNA 损伤修复相关基因介导；而基因组倍增及染色体不稳定性并导致体细胞拷贝数变异"镜像"演化是产生瘤内异质性的动因，且染色体不稳定介导的瘤内异质性与可切除 NSCLC 增加的复发或死亡风险相关；与低比例亚克隆拷贝数的患者相比，高比例亚克隆拷贝数的患者的复发和死亡风险要高出 5 倍，差异有统计学意义；研究还发现鳞癌相比腺癌含有更多的克隆突变(P = 0.003)，这一现象可能反应了肺鳞癌患者有更为久远的吸烟史(鳞癌患者为 820 支/年，而腺癌患者为 640 支/年)。

Bruid 等从大量肺癌患者的基因组学分析发现越来越多的分支进化证据：肿瘤由多个不同的亚克隆组成，它们具有共同的祖先，但在肿瘤进化过程中形成了大量的空间和时间上不同的基因组学变异[4]；这些亚克隆可混杂在一个肿瘤样本中，也可以在原发灶的不同部位、原发灶和转移灶之间或不同转移灶间独立存在，为肿瘤的适应、选择和进化提供基础，给治疗带来困难。De Bruin 等对 7 例非小细胞肺癌(5 例为Ⅱ～Ⅲb 期)进行多区域测序，发现了体细胞突变和拷贝数的异质性，以及在肿瘤进化的早期便出现基因组加倍的证据，在这个分期较高的队列中，单次活检有 42% 的概率漏掉驱动基因突变。这两个研究提示单次活检错过驱动基因突变的风险随分期升高而增加。这个假设通过 TRACERx 等项目得到进一步证实[5,6]。

以上这些研究有助于理解分支进化的基础。在吸烟的腺癌中，C→A 替换的比例在分支中下降，提示在后期的进化中可能有另外的突变过程取代了烟草暴露的致癌效应。与此一致的发现是，亚克隆富集了 C→T 和 C→G 突变，这由 *APOBEC* 家族引起。有证据提示铂类等治疗肺癌的细胞毒药物具有诱发亚克隆突变的可能。

第二节　NGS 鉴定肺癌耐药机制

近年来，肺癌致病机制研究和临床药物开发均取得了极大的进展，越来越大的既定和候选致癌驱动基因突变谱在肺癌中被发现，新的信号传导通路抑制剂不断进入临床，显著地提高了肺癌患者治疗的有效率并延长了生存时间。尽管有这些分子进展，晚期非小细胞肺癌仍由于肿瘤耐药而大部分无法治愈[7]。这节我们讨论因靶向致癌基因("靶标上"阻力)改变以及在其他下游和其他地区平行途径("脱靶"阻力)改变导致的对 NSCLC 靶向治疗的抵抗。

1. 常见的肺癌驱动基因和临床现状

1) *EGFR*

在肺腺癌里，*EGFR* 的突变频率非常高，尤其是亚裔非吸烟的女性患者。*EGFR* 基因的突变位点及其相对应的靶向药物已研究得比较清楚。*EGFR* 基因的常见突变位点发生在 18、19、20 和 21 号外显子上，其中，*EGFR* 19 外显子缺失和 *EGFR* - L858R 点突变占据 NSCLC 中所有 *EGFR* 突变类型的 85%～90%。这两种突变被称为常见突变，其他的突变被称为罕见突变。需要注意的是 *EGFR* 基因既有药物敏感突变，也就是突变后可以使用一代或二代靶向药物；同时又有耐药位点，即突变后对某种靶向药物耐药(如 T790M 突变就是一个耐药位点)。

目前，美国食品药品监督管理局(Food and Drug Administration，FDA)已批准 4 种 *EGFR* - TKI 进入临床，总体反应率为 50%～80%，包括第一代非共价抑制剂厄洛替尼和吉非替尼，第二代共价抑制剂阿法替尼和最近批准的第三代抑制剂奥西替尼。不同的突变类型应区别对待：*EGFR* 19 外显子缺失和 21 外显子中的 L858R 点突变表现出对 *EGFR* - TKI 高响应率，可以考虑使用第一代 *EGFR* - TKI，也就是吉非替尼、厄罗替尼和埃克替尼；*EGFR* - G719X、*EGFR* - L861X 和 S768I 等罕见突变对阿法替尼疗效较好；还有约 4% 的 *EGFR* 突变是外显子 20 插入，这些突变对 *EGFR* - TKI 的应答比较差。

不幸的是，三代 *EGFR* - TKI 最终都不可避免地会出现耐药。一般而言，*EGFR* 基因的第一代靶向药物耐药的主要原因是产生了 T790M 突变，该突变概率在 60% 左右，一般针对该突变位点可以使用已经上市的第三代 *EGFR* - TKI——奥希替尼；当然并不是所有的耐药原因都是 *EGFR* 基因的 T790M 突变，其他的耐药原因有 *MET* 扩增、*HER2* 突变、下游 *KRAS* 或 *BRAF* 的激活等，还有部分患者转变成了小细胞肺癌，如图 7-1 所示。

对于如何解决 *EGFR* 耐药的问题，应该是对症下药，问题的关键还是首先找出耐药原因，有针对性的使用治疗措施如表 7-1 所示。

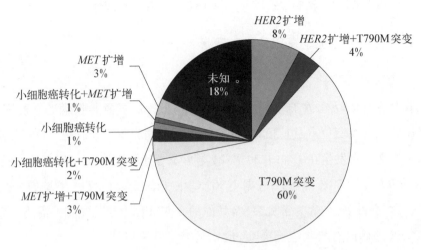

图 7 - 1　第一代 *EGFR* - TKI 获得性耐药的分子机制

图片来源：Yu H A，Arcila M E，Rekhtman N，et al. Analysis of Tumor Specimens at the Time of Acquired Resistance to EGFR - TKI Therapy in 155 Patients with EGFR-Mutant Lung Cancers[J]. Clin Cancer Res，2013，19(8)：2240 - 2247.

表 7 - 1　第一代 *EGFR* - TKI 常见耐药原因和临床策略

第一代 TKI 耐药原因	临　床　策　略
T790M 突变	第三代 *EGFR* - TKI,如奥西替尼。
KRAS 突变	*MEK* 抑制剂,如司美替尼。
*HER*2 突变	第二代 *EGFR* - TKI,如阿法替尼。
BRAF 突变	*BRAF* 抑制剂(如达拉非尼)联合 *EGFR* - TKI。
PIK3CA 突变	*PIK3CA* 抑制剂(如依维莫司)联合 *EGFR* - TKI。
MET 扩增	*c-MET* 抑制剂(如克唑替尼)联合 *EGFR* - TKI。
SCLC 转化	含铂类的化疗方案。

2) *ALK*

ALK 基因重排在 NSCLC 患者中发生率在 1%～7%[8,9],产生的 *ALK* 过表达和配体独立活化结果在一定程度上是由融合对象性质决定的[10],*EML4* 是 NSCLC 中最常见的 *ALK* 融合伴侣,但也可能出现其他的融合伙伴[11]。4 种 *ALK* 抑制剂已经被 FDA 批准用于治疗 NSCLC,包括克唑替尼、色瑞替尼、

艾乐替尼和布吉他滨。第一代 *ALK* 抑制剂克唑替尼对 *ROS1* 和 *MET* 有效；与克唑替尼相比，第二代 *ALK* 抑制剂色瑞替尼、艾乐替尼和布吉他滨表现出对中枢神经系统更强的渗透力，并能抑制多种 *ALK* 二次突变；艾乐替尼是现在治疗 *ALK* 重排的 NSCLC 优选的一线 *ALK* - TKI[12]，不同的 *ALK* 抑制剂可以抑制不同类型的 *ALK* 二次突变[13-15]。关于 *ALK* 耐药的主要机制如图 7 - 2 所示。

3）*ROS1*

有 1%～2% 的患者会出现 *ROS1* 重排，*CD74* 为 *ROS1* 激酶区最常见的融合对象。此外，*ALK* 和 *ROS1* 激酶区的同源结构导致了针对性靶向治疗的重叠（如克唑替尼对 *ALK* 和 *ROS1* 重排均有效）或者交叉耐药性。

4）*BRAF*

BRAF 基因突变在肺腺癌中的发生率为 3%～8%[16,17]，其中约 50% 是 *BRAF* - V600E 突变[18]。其他常见的 *BRAF* 突变类型包括 *BRAF* - G469A/V 和 *BRAF* - D594G 突变，发生率分别为 35% 和 6%[19]。*BRAF* - V600E 突变在其单体中诱导组成型 *BRAF* 活化形式，激活下游 *MEK* - *ERK* 信号[20]。*BRAF* - V600E 特异性抑制剂威罗菲尼和达拉菲尼用于单药治疗 *BRAF* - V600E 突变的 NSCLC 具有临床活性[21,22]，加入 *MEK* 抑制剂可以改善治疗结果，达帕菲尼和曲美替尼（trametinib）的组合用药于 2016 年获 FDA 批准，用于治疗 *BRAF* - V600E 阳性 NSCLC[23]。由于大约 50% 的 *BRAF* 突变并非 *BRAF* - V600E 突变，比如野生型鼠类肉瘤滤过性毒菌蛋白，这些不太常见的 *BRAF* 突变体以二聚体形式发出信号，并对目前的抑制剂具有相对的耐受性[20]，针对这种突变需要研制更特异性的 *BRAF* 抑制剂，几种新的靶向药物正在开发中[24,25]。而下游 *MEK* 抑制剂单一疗法是一种可能对鼠类肉瘤滤过性毒菌蛋白同源二聚体和异源二聚体有效的替代疗法。*BRAF* 耐药的主要机制包括 *EGFR* 信号通路激活、*MAPK* 信号通路再激活、Yes 相关蛋白 1（Yes-associated protein 1，*YAP1*）表达升高等。

5）*KRAS*

KRAS 突变发生在 20%～30% 的肺癌患者中，是最常见的癌基因之一，目前为止并没有有效的治疗手段。早期临床试验中有效的 *MEK* 抑制剂，在临床

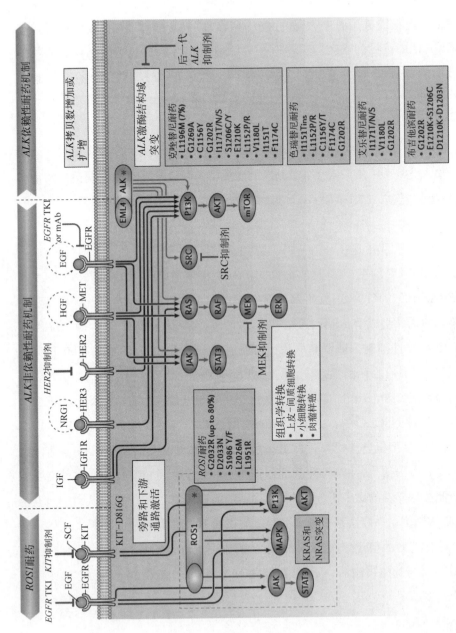

图 7 - 2 **ALK** 耐药的主要机制[7]

应用中发现并没有提高患者治疗效果,旁路激活途径(例如,激活 *PI3K* 或 *FGFR1*)可能是 *MEK* 抑制剂活性受限的原因,克服这种阻力的一个可能的策略是组合使用 *MEK* 抑制剂与 *PI3K* 或 *FGFR1* 抑制剂;另一种对 *KRAS* 突变的潜在治疗策略是 *MEK* 抑制剂与 *CDK4/6* 抑制剂的联合使用[26]。目前,一个 *KRAS* 突变体中使用 *CDK4/6* 抑制剂 abemaciclib 的Ⅲ期临床试验正在进行中[27];*KRAS-G12C* 是最常见的 *KRAS* 突变,其直接抑制剂也处于临床前期研究中[28]。

6) MET

MET 14 外显子跳跃突变发生在约 3% 的肺癌患者中,14 外显子区域包含抑制性拮抗 *MET* 激酶活化的元件和促使 *MET* 降解的结构域[30,31]。目前,已经报道的多种 *MET* 突变,其共同之处就是 *MET* 14 外显子丢失[29]。临床报道显示 *MET* 抑制剂,包括克唑替尼和卡博替尼,对多达 2/3 的肺癌患者有效[32]。关于 *MET* 扩增在 1%～4% 的肺癌患者中也有报道[33,34]。

7) HER2

HER2 突变发生于约 2% 的肺癌中,主要是肺腺癌,其中 96% 是激酶活化外显子 20 插入突变[35,36]。在一个 9 例 *HER2* 突变晚期 NSCLC 患者的研究中发现,单克隆抗体曲妥珠单抗联合化疗对 *HER2* 突变的治疗有效率为 67%,而阿法替尼对 *HER2* 突变的治疗有效率为 33%。

2. 肺癌靶向治疗耐药机制

靶向药耐药可以分为内在耐药、适应性耐药和获得性耐药:内在耐药指在治疗前就有的"基线"特征,导致肿瘤细胞对靶向药不产生应答,内在耐药可能因为肿瘤驱动基因对药物不敏感,如 *EGFR* 20 外显子插入突变就是会对 *EGFR-TKI* 产生原发耐药,或者如 *BCL-2* 类蛋白 11(*Bcl-2*-like protein 11,*BIM*)基因的多态性缺失、NF-κB 活化,都会减少 *EGFR-TKI* 治疗效果;适应性耐药是在靶向治疗过程中,肿瘤细胞信号通路出现动态改变引起的耐药,在这种情况下,尽管患者会对治疗产生部分应答,但当耐药发生后,会直接影响患者的生存;获得性耐药是在对靶向药物敏感的初始阶段,由于新的分子变异类型产生而引起的耐药。新型生物信息技术特别是 NGS 技术可以帮助人们在全球范围内通过一种"泛基因组"的方法——识别基因组、转录组、蛋白质组和代谢组的变化——来了解肿瘤细胞表型和行为对耐药的影响。

靶向药物耐药的机制大致分为如下几种：

目标抵抗是一种常见的耐药机制，指的是靶向癌基因的二次改变，包括促进耐药的第二位点突变，或者不太常见的扩增或目标癌基因的丢失。

看门突变(gaterkeeper mutation)：此类型突变的经典代表就是 *EGFR* -T790M 突变。该突变发生在一个保守的 ATP 结合的"gatekeeper"苏氨酸残基上，在 TKI 耐药的患者中，50%以上的患者有 T790M 的突变，T790M 既出现在未经 TKI 治疗的患者中，也出现在 TKI 治疗的患者中。通过 NGS 测序，类似的 gatekeeper 突变导致 TKI 抗性，也在 *ALK*（*ALK* - L1196M）和 *ROS1*（*ROS1* - L2026M)中有报道[37]。

共价结合位点突变：虽然第三代 *EGFR* -TKI 克服了 *EGFR* - T790M 突变导致的抵抗，但是研究人员又发现，奥希替尼同样会引起新的耐药突变。经过基因组测序发现，主要的突变位点是 *EGFR* 基因上的 C797S（见图 7 - 3）：如果 C797S 和 T790M 在不同的染色体上，则称为反式构型，可以使用第一代和第三代 *EGFR* - TKI 联合去控制（如特罗凯联合奥希替尼）；但是如果患者检测的基因突变显示 C797S 和 T790M 在同一染色体上，也就是顺式构型，则目前没有任何靶向药物可以控制，只能穿插化疗、抗血管生成的靶向药物以及适当空窗，等耐药基因丢失后，寄希望之前耐药的靶向药物可以重新复敏。

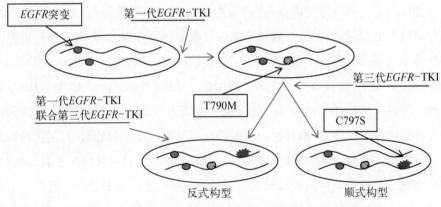

图 7 - 3　*EGFR* 基因 T790M 和 C797S 的突变构型示意图

奥希替尼耐药的原因除了 C797S 之外,还有 *MET* 扩增、小细胞肺癌转化、下游 *KRAS* 或 *BRAF* 基因激活等,具体的处理措施与表 7-1 类似。目前来看,主要的耐药原因还是出现了 C797S 突变,需要注意的是只有应用二代基因测序技术才能把 C797S 和 T790M 的构型给辨别出来,使用数字 PCR 是不能把构型判断清楚的。出现 C797S 和 T790M 顺式构型的患者,一般建议尽量停止第一代和第三代 TKI 的联合使用,避免给肿瘤施加太大的选择压力,后续更加棘手。类似的报道还有 TKI 治疗 *HER2* 基因突变会引起肺癌患者出现 *HER2*-C805S 突变。

溶剂前沿突变(solvent-front mutations):发生在暴露于溶剂的激酶残基处,是发生靶向抗性突变的另一个位点,*EGFR* 突变、*ALK* 重排和 *ROS1* 重排的肺癌患者均有这样的报道。此类突变通过空间位阻限制 TKI 结合激酶活性部位,溶剂前沿突变的 *EGFR*-G796S 和 *EGFR*-G796R,据报道对第三代 *EGFR*-TKI 耐药;与 *EGFR*-L718Q 突变一样,*EGFR*-G796S 突变发生在形成的残基疏水区域上,影响了奥西替尼的结合亲和力。在 *ALK* 基因上发现的 G1202R、D1203N 和 S1206 属于溶剂前沿突变,这些突变使肺癌细胞对克唑替尼出现耐药性[38,39]。*ALK*-G1202R 突变占总体 *ALK*-TKI 耐药的 2%,该突变对目前所有已批准的 *ALK*-TKI 药物耐药,而且它是第二代 *ALK*-TKI 耐药患者中最常见的突变(21%～43%)。洛拉替尼属于目前正在进行Ⅲ期试验的第三代 *ALK*-TKI,具有针对 *ALK*-G1202R 突变的活性,可能是未来的治疗选择。另外,*ROS1*-G2032R 和 *NTRK*-G595R 的突变也属于溶剂前沿突变。

其他第二位点突变:在激酶功能区域重要基团上的其他突变也可以通过抑制 TKI 的结合从而产生耐药,如位于 ATP 结合位点的 *EGFR*-T854A,靠近 αC 螺旋的 *EGFR*-D761Y、*EGFR*-L747S 和铰链区的 *EGFR*-L792F/H[40,41];在 *ALK* 重排的 NSCLC 中,克唑替尼抵抗的机制有多种,其中一个比较新颖的机制是 G1269A 在 *ALK* 的 ATP 结合口袋末尾进行替换,从空间上阻碍了与克唑替尼相结合[42];而在 αC 螺旋附近的 *ALK* 突变(*ALK*-1151T、*ALK*-F1174C、*ALK*-L1152R 和 *ALK*-C1156Y 等)虽不直接与 TKI 结合,但很可能通过改变激酶的构象从而获得耐药性。此外,还发现 *ALK*-1171T 的突变通过改变 αC 螺旋,从而对第二代 *ALK*-TKI 耐药,而 *ALK*-V1180L 则通过空间位阻抑制 TKI 的结合；*ROS1* 基因中也有和 *ALK* 类似机制的突变，如 *ROS1* - S1986Y/F 的突变。

复合突变：由于使用不同代的 TKI 抑制剂，可能会导致患者出现一系列的驱动基因突变。例如，有报道发现 *EGFR* 三突变（活化突变、T790M 突变和 C797S 突变），特别是当三突变发生在同一条染色体上时，会对现在临床上所有可用的 *EGFR* - TKI 耐药；布吉他滨作为 *EGFR* 和 *ALK* 的双抑制剂，与 *EGFR* 抗体西妥昔单抗联合使用时在三突变 NSCLC 模型上有很好的效果；近期第四代 *EGFR* - TKI 药物 EAI045 的临床前研究也发现其和西妥昔单抗联合使用时对三突变 NSCLC 有很好的抑制效果。通过这些研究我们发现合理使用 TKI 是非常重要的，而 NGS 测序可以使临床医师用药时更有针对性，由于肿瘤的异质性以及后期样本难以获取，合理使用 cfDNA 测序可能也是一个非常好的辅助手段。

癌基因扩增或丢失：除了目标位置的第二位点突变以外，癌基因的扩增或者丢失也可能会激活癌基因信号，从而抵抗治疗。例如，*EGFR* - T790M 突变丢失以及野生型 *EGFR* 的扩增也可以抵制第三代 *EGFR* - TKI[43]；同样的道理，*ALK* 拷贝数增加也可介导对克唑替尼的抗性[42]，不过通过使用更高剂量的克唑替尼可以克服这种抗性而继续获得疗效；在 NSCLC 临床前模型中发现，*BRAF* - V600E 的丢失导致了对 *BRAF* 抑制剂的抗性，这一突变可以通过 *BRAF* 和 *MEK* 抑制剂联合靶向药物使患者获益[44]；在 *HER2* 突变的肺癌患者中，*HER2* 拷贝数的增加也使肿瘤对 *HER2* 靶向治疗产生抗性[45]。

靶外突变：肿瘤细胞也可以通过被抑制的靶点基因之外的基因突变，获得耐药性。尽管有效抑制了原来具有致癌作用的驱动蛋白，但这些脱靶改变激活信号经常是通路下游或平行于靶向癌蛋白的信号，能维持致癌信号并有利于肿瘤细胞的存活和生长。

下游信号通路活化：下游信号通路的活化使肿瘤细胞绕过了对上游被抑制信号的依赖，从而获得抗性。如 *MAPK* 信号通路中，*MEK* 突变可绕过细胞对 *EGFR* 活化的依赖。

抗凋亡和促存活信号的突变：TKI 治疗需要诱导细胞凋亡来抑制致癌靶点，因此细胞凋亡和存活信号通路的改变可以影响细胞对 TKI 的敏感性。

组织类型转换：研究人员发现，在一部分出现 *EGFR* – TKI 和 *ALK* – TKI 耐药的 NSCLC 患者中，其肺癌类型可以向小细胞肺癌转变。

肿瘤微环境的改变：在肿瘤微环境（tumor microenvironment，TME）中，肿瘤细胞和间质细胞之间可以发生双向相互作用：肿瘤细胞分泌生长因子和细胞因子，调节基质细胞和免疫细胞的行为；白细胞介素-6（interleukin 6，IL-6）、肝细胞生长因子（hepatocyte growth factor，HGF）和表皮生长因子等肿瘤衍生因子可通过自分泌信号传导促进对靶向治疗的耐药性。肿瘤细胞和 TME 之间的相互作用同样影响肿瘤细胞对靶向治疗的反应，这些肿瘤- TME 相互作用包括通过增强 N-钙黏着蛋白和整联蛋白 β_1 的表达来促进细胞-细胞黏附的改变以及通过丝氨酸或半胱氨酸蛋白酶抑制剂 B_2 表达丢失来促使细胞外基质降解；基质内的癌症相关成纤维细胞和间充质干细胞通过激活 IL-6 受体、*EGFR*、*MET* 和 *TGF* – β 受体等，从而促进上皮-间质转化和 JAK - STAT 通路活化，并通过 *BCL* – *2* 的活性抑制导致细胞凋亡。

第三节　NGS 促进肺癌的研究和治疗

1. 鉴定分子靶点

经过多年的研究，人们发现了众多的靶点，了解了肺癌的复杂性，关于肺癌的特定分子亚型的治疗也取得了重大进展。如何更好地利用 NGS 测序技术，已经越来越受到重视。FDA 已批准了针对多种实体瘤的下一代测序体外诊断检测产品如 FoundationOne CDx（F1CDx），以及 MSK 基于下一代测序的癌症基因检测产品等。

2. NGS 测序指导放化疗

传统的基因突变检测一直是靶向治疗的标配，最新的一项研究发现有 14 个基因可以预测患者对化疗和放疗的反应，这些生物标志物的发现有助于临床医师为患者量身定制治疗方案，还能帮助患者避免接受可能产生不良反应的治疗方法。

只依靠肿瘤的分期来决定治疗方案有失周全,目前也没有非常可靠的方法在癌症发展早期就能预测患者对治疗的反应。染色体不稳定性是恶性肿瘤的一种标志,与肿瘤的异质性和其他恶性特质有关。研究人员开发了着丝粒和着丝点基因表达评分,以量化肿瘤组织中着丝粒和着丝点的基因过度表达,该评分的高分值及基因组的不稳定性水平和肿瘤的恶性程度相关,提示预后较差。

研究人员认为,利用着丝粒和着丝点基因表达评分可预测患者对化疗和放疗的反应,并揭示了着丝点和着丝粒的错误调控在癌症发展过程中的作用,提示某些肿瘤组织染色体不稳定性水平极高的患者可能不适用特定的基因疗法[46]。

3. 最优 NGS 测序——外显子测序、SNP 和 RNA 的综合测序

通常,医师根据临床经验和患者实际状况选择检测手段和方法。*Genome Medicine* 杂志 2016 年发表了一项研究,试图将外显子测序、SNP 芯片基因分析和 RNA 测序结合使用,为 46 名癌症患者寻找个体化癌症治疗方案。这些患者的癌症类型包括肺癌以及其他实体肿瘤。实验发现通过该方法检测到的患者体细胞突变数据是其他检测方法的 5～13 倍。研究小组根据新方法鉴定出的遗传变异信息,为 42 名患者(91%)提供了治疗建议,其中 4 名患者接受治疗后病情得到显著改善[47]。

这种整合方法最大的障碍是需要更大的费用,或许以后先用数个基因组合(panel)检测,再对没有检测出有用信息的患者采用更加全面的检测是一个较好的解决办法。

4. 免疫治疗应答的标志物

Rizvi 等研究发现抗 PD－1 治疗与吸烟史及肿瘤的非同义(编码)突变负荷相关,而且肿瘤退缩与 CD8$^+$ T 细胞的抗原特异性应答相关,这些研究表明:基于肿瘤基因组特点选择个体化免疫治疗具有潜在优势。前面提到的 F1CDx、MSK 检测平台的 panel,这些产品均可以检测此类突变位点,如 F1CDx 除了可检测 324 个基因的突变,还可以检测 TMB 和微卫星不稳定性(microsatellite instablility, MSI)两个基因组特征,是 FDA 批准的首款癌症 NGS 体外诊断检测产品。

5. 循环肿瘤标志物的应用潜能

在早期和晚期肿瘤中,可在"液体活检"获取的循环 DNA 中运用敏感测序技术检测肿瘤的体细胞突变和拷贝数变异。该技术可用于追踪不同时间的肿瘤基因组进化,同时检测可治疗的突变事件或耐药亚克隆,避免重复活检,具有指导治疗的意义。

6. 未来研究方向

尽管测序技术取得了重大进展,但对手术后易于复发病例的鉴定能力几乎止步不前,对晚期肺癌的转移过程和生物学特点亦知之甚少。对肺癌进化空间和时间动态性的深入了解,有助于研发新的治疗策略来应对肿瘤的"下一次进展"。

研发人员及肿瘤科医师还有很多工作要做:靶向 KRAS 突变的治疗策略将是研究的重点;协同致死的治疗策略也是目前的研究热点;肺癌的突变负荷可能是免疫治疗的重要方向;部分化疗和放疗可能会增加新的亚克隆突变,从而影响对免疫治疗的应答,在治疗顺序上需考虑这种医源性的致突变效应;了解免疫微环境编辑肿瘤基因组的方式以及利用机体免疫系统靶向肿瘤新抗原的方式可能也有助于提高肺癌患者的预后。

表 7 - 2 按时间顺序罗列了 NSCLC 靶向治疗中具有里程碑意义的重大事件。

表 7 - 2 NSCLC 靶向治疗里程碑[7]

时间/年	里 程 碑
1977	发现 EGFR
1978	顺铂获 FDA 批准
1984	发现 NSCLC 致癌基因 KRAS
1985	发现致癌基因 RET
1994	● EGFR - TKI 的第一次报道 ● 在间变性大细胞淋巴瘤中发现 ALK 融合

（续表）

时间/年	里 程 碑
2002	NSCLC 中发现 *BRAF* - V600E
2003	吉非替尼获 FDA 批准（二线治疗方案）
2004	● 厄洛替尼获 FDA 批准（二线治疗方案） ● 发现 *EGFR* 突变与 *EGFR* - TKI 的应答相关 ● 肺癌中报道了 *HER2* 突变
2005	● 发现 *EGFR* - T790M 耐药突变 ● 发现 NSCLC 中 *MET* 14 外显子突变
2006	案例报道：*HER2* 突变的 NSCLC 对曲妥珠单抗＋化疗产生应答
2007	● NSCLC 发现 *EML4* - *ALK* 融合 ● NSCLC 发现致癌基因 *ROS1* 重排
2008	克唑替尼在 *ALK* 重排肿瘤中的有效性临床前研究
2010	● *ALK* - TKI 治疗耐药的 *ALK* 继发性突变 ● NSCLC 中纳武单抗的有效性研究
2011	克唑替尼获 FDA 批准（一线治疗方案，*ALK* 重排的 NSCLC 患者）
2012	● *ROS1* 重排的 NSCLC 中克唑替尼的有效性临床前研究 ● *BRAF* - V600E 型 NSCLC 中 *BRAF* 抑制剂有效性的研究 ● *HER2* 突变的 NSCLC 对 *HER2* - TKI 产生应答 ● 发现 NSCLC 的 *RET* 融合
2013	● 厄洛替尼和阿法替尼获 FDA 批准（一线治疗方案，*EGFR* 突变的 NSCLC 患者） ● *EGFR* - T790M 阳性的患者对第三代 *EGFR* - TKI 产生应答 ● 报道继发性 *ROS1* 耐药突变 ● *RET* 重排的 NSCLC 中 *RET* - TKI 的有效性研究 ● 肺癌中发现 *NTRK* 融合
2014	● 色瑞替尼获 FDA 批准（二线治疗方案，*ALK* 重排的 NSCLC 患者） ● *MET* 扩增的 NSCLC 对克唑替尼产生应答
2015	● 奥希替尼获 FDA 批准（二线治疗方案，*EGFR* - T790M 突变的 NSCLC 患者） ● 针对三代 *EGFR* - TKI 发现 *EGFR* - C797S 耐药突变 ● 艾乐替尼获 FDA 批准（二线治疗方案，*ALK* 重排的 NSCLC 患者） ● *BRAF* 抑制剂在 *BRAF* - V600E 阳性的 NSCLC 中有效 ● *MET* - TKI 在 *MET* 14 外显子突变的 NSCLC 中有效 ● 案例报道：*NTRK* 融合的 NSCLC 中对 *NTRK* - TKI 的应答 ● 纳武单抗获 FDA 批准（二线治疗方案，NSCLC）

（续表）

时间/年	里　程　碑
2016	● 克唑替尼获 FDA 批准（一线治疗方案，*ROS1* 重排的 NSCLC） ● 色瑞替尼在 *ROS1* 重排的 NSCLC 中的有效性研究 ● 达拉菲尼和曲美替尼联用可以改善 *BRAF*－V600E 阳性 NSCLC 患者的预后 ● FDA 批准 *EGFR*－T790M 的 ctDNA 试验 ● FDA 批准 NSCLC 中派姆单抗的使用（一线治疗方案，＞50% PD－L1 阳性）
2017	● 色瑞替尼获 FDA 批准（一线治疗方案，*ALK* 重排的 NSCLC） ● 布加替尼获 FDA 批准（二线治疗方案，*ALK* 重排的 NSCLC） ● 达拉菲尼和曲美替尼联用获 FDA 批准用于 *BRAF*－V600E 阳性的 NSCLC ● 派姆单抗获 FDA 批准（一线治疗方案，联合化疗）

* 基因的发现时间以文献发表时间为参考

附：NCCN 关于 NSCLC 指导用药的参考

（1）药物敏感性 *EGFR* 突变：*EGFR* 药物敏感性突变主要包含 exon19、exon21（L858R，L861）、exon18（G719X，G719）、exon20（S768I）等位点。exon20 插入突变可能预测对 TKI 的耐药性。*EGFR* 和 *KRAS* 双突变在肺癌中的突变率＜1%。*KRAS* 突变与 *EGFR*－TKI 耐药性相关，*KRAS* 突变检测可以用来筛选 *EGFR*－TKI 治疗的候选对象，能够判断患者是否能从 *EGFR*－TKI 治疗中获益。若一线化疗之前检测出 *EGFR* 突变，则使用 TKI（厄洛替尼、阿法替尼、吉非替尼）治疗；若一线化疗过程中检测出 *EGFR* 突变，则完成化疗用药方案，或者中断化疗，改用 TKI（厄洛替尼、阿法替尼、吉非替尼）治疗。如果病情进展，则考虑进行 *EGFR*－T790M 检测。病情进展如无其他症状，考虑局部治疗或使用奥希替尼，或者继续使用 TKI（厄洛替尼、阿法替尼、吉非替尼）；如有脑转移症状则考虑局部治疗或使用厄洛替尼，或者继续使用 TKI（厄洛替尼、阿法替尼、吉非替尼），或者参考 NCCN 中枢神经系统癌症治疗方法；如有单发病灶症状则考虑局部治疗或厄洛替尼,或者继续使用 TKI(厄洛替尼、阿法替尼、吉非替尼),或者参考多发灶的处理方法。以上 3 种症状情况在治疗后再出现疾病进展,可参考多发病灶症状治疗方法。多发病灶应该进行 T790M 检测:阳性则使用奥西替尼,若病情进展可参照一线治疗方案(区分腺癌跟鳞癌)[ab]或者 PD-1 表达阳性($>50\%$)则进行 PD-L1 的一线治疗;阴性则采用一线治疗方案(区分腺癌跟鳞癌)或者 PD-1 表达阳性($>50\%$)进行 PD-L1 的一线治疗[ab]。

(2) *ALK* 重排阳性:在 NSCLC 中已确定了至少 26 种具有功能活性的 *ALK* 融合变异体类型,其中 *EML4* 与 *ALK* 的融合(*EML4-ALK*)为最常见的类型。*ALK* 融合基因主要出现在不吸烟或少吸烟的肺腺癌患者中,其阳性检出率约为 5%。*EML4-ALK* 融合基因通常与 *EGFR* 基因突变不同时存在于同一患者。*ALK* 阳性对 *ALK* 抑制剂敏感,FDA 批准克唑替尼、色瑞替尼和艾乐替尼等 *ALK* 抑制剂用于转移性 NSCLC。*EGFR* 突变与 *ALK* 重排一般是互斥的。检测 *ALK* 表达一般用 FISH 的方法。若一线化疗之前检测出 *ALK* 重排,则使用克唑替尼;若一线化疗过程中检测出 *ALK* 重排,则完成化疗用药方案,或者中断化疗,改用克唑替尼。当病情进展时,如无其他症状则考虑局部治疗或者继续使用 *ALK* 抑制剂(克唑替尼、色瑞替尼、艾乐替尼);如有脑转移症状则考虑局部治疗或继续使用 *ALK* 抑制剂(克唑替尼、色瑞替尼、艾乐替尼),或者参考 NCCN 中枢神经系统癌症治疗方法;如有单发病灶症状则考虑局部治疗或者继续使用克唑替尼。以上 3 种症状情况在治疗后再出现疾病进展,则参照一线治疗方案(区分腺癌跟鳞癌)[ab]或者 PD-1 表达阳性($>50\%$)则进行 PD-L1 的一线治疗。多发病灶应该使用色瑞替尼或艾乐替尼或者参照一线治疗方案(区分腺癌跟鳞癌)[ab]。

(3) *ROS1* 重排阳性:*ROS1* 与 *ALK* 具有高度同源性。*ROS1* 阳性对一代 *ALK* 抑制剂如克唑替尼敏感,而对艾乐替尼则不敏感。NSCLC 中 *ROS1* 重排发生率为 1%~2%,*ROS1* 重排一般使用 FISH 技术进行检测。使用克唑替尼治疗,病情进展则采用一线治疗方案(区分腺癌跟鳞癌)[ab]或者 PD-1 表达阳性($>50\%$)进行 PD-L1 的一线治疗。

(4) PD-L1 阳性(*EGFR*、*ALK*、*ROS1* 阴性或未知):使用单克隆抗体中断肿瘤细胞和免疫效应器之间 PD-L1 及 PD-L1 配体的相互作用,抗 PD-

L1 免疫组化法用于检测免疫检查位点。PD-1 表达阳性（＞50%）使用派姆单抗治疗，病情进展则采用一线治疗方案（区分腺癌跟鳞癌）[ab]。

（5）PD-L1、*EGFR*、*ALK*、*ROS1* 阴性或未知：参考一线治疗方案[ab]。

（6）*KRAS*：15%～25% 腺癌与 *KRAS* 突变相关，鳞癌中 *KRAS* 突变不常见。通常伴有 *KRAS* 基因突变的 NSCLC 患者会有更高的复发和转移概率。*KRAS* 突变与 *EGFR*-TKI 耐药性相关，NSCLC 中 *KRAS* 突变不能从抗 *EGFR* 抗体药物中获益，有临床试验显示 *KRAS* 突变的患者 PD-1 单抗的有效率比较高。*KRAS* 突变患者的生存期要短于无突变者，*EGFR*-TKI 治疗效果差，目前还没有治疗晚期非小细胞肺癌 *KRAS* 突变的药物，该类研究的重点都集中在 *KRAS* 的下游通路上，如 *MEK*，针对性的药物有司美替尼、曲美替尼、MEK162 等。原发性 *EGFR*-TKI 治疗耐药主要与 *KRAS* 突变相关。

（7）*MET*：高水平 *MET* 扩增或 *MET* 14 外显子突变可使用克唑替尼。*MET* 为一种表达于上皮细胞和内皮细胞表面的受体酪氨酸激酶，可被其配体 HGF 激活，在肿瘤细胞的生长、增殖、侵袭及抑制细胞凋亡方面发挥重要作用。*MET* 基因的突变及扩增、蛋白质水平的表达均提示与 NSCLC 的预后相关，且 *MET* 的扩增亦可导致肿瘤对 *EGFR*-TKI 产生耐药性。在出现 *EGFR*-TKI 获得性耐药的 NSCLC 患者中，*MET* 扩增率约为 11%。

（8）*RET* 重排：*RET* 融合基因改变多存在于肺腺癌组织中，且往往与 *EGFR* 突变、*KRAS* 突变及 *ALK* 基因融合不同时存在。*RET* 重排可使用卡博替尼。

（9）*BRAF* 突变：*BRAF* 在 NSCLC 的突变率为 1%～4%，大部分是腺癌。*BRAF*-V600E 突变能够降低吉非替尼的敏感性，增加 *BRAF* 抑制剂如维罗非尼（vemurafenib）、达帕菲尼、达帕菲尼＋曲美替尼的敏感性，但对达沙替尼（dasatinib）不敏感。

（10）*HER2* 突变：主要靶向药物为曲妥珠单抗和阿法替尼。对一代 *EGFR*-TKI 如厄洛替尼、吉非替尼耐药，*HER2* 20 外显子突变对 *EGFR* 和 *HER2* 双抑制剂来那替尼（neratinib）和阿法替尼敏感。

（11）腺癌和鳞癌的治疗方案：

① 腺癌（包括腺癌，大细胞癌，非鳞非小细胞癌）的一线治疗方案。患者功能状态评分 *PS*＝3～4 分则进行姑息治疗。患者功能状态评分 *PS*＝0～2 分，进

行系统性治疗,对肿瘤的反应进行评估,可出现 3 种情况:a. 治疗后短期即出现病情进展;b. 治疗效果较好,4～6 个周期后病情进展;c. 治疗效果较好,4～6 个周期后评估仍然效果好,此后继续深入观察或者单用贝伐珠单抗、培美曲塞、吉西他滨,或者贝伐珠单抗 + 培美曲塞联用,或者使用转换性维持治疗如培美曲塞,一直到出现病情进展。

病情进展的后续治疗按 PS 评分可分为以下两种:如果 $PS = 0～2$,则使用系统免疫检查点抑制剂(如纳武单抗、派姆单抗、atezolizumab),或者其他系统性治疗(如多西他赛、培美曲塞、吉西他滨、雷莫芦单抗 + 多西他赛);如果 $PS = 3～4$ 则进行姑息治疗。

② 鳞癌的一线治疗方案。患者功能状态评分 $PS = 0～2$,进行系统性治疗,对肿瘤的反应进行评估,可出现 3 种情况:a. 治疗后短期即出现病情进展;b. 治疗效果较好,4～6 个周期后病情进展;c. 治疗效果较好,4～6 个周期后评估仍然效果好,此后继续深入观察或者单用吉西他滨,或者使用转换性维持治疗如多西他赛,一直到出现病情进展。

病情进展的后续治疗按 PS 评分可分为以下两种:如果 $PS = 0～2$ 分则使用系统免疫检查点抑制剂(如纳武单抗、派姆单抗、atezolizumab),或者其他系统性治疗(如多西他赛、吉西他滨、雷莫芦单抗 + 多西他赛);如果 $PS = 3～4$ 分则进行姑息治疗。

参考文献

[1] Petkova R,Chakarov S. The final checkpoint. Cancer as an adaptive evolutionary mechanism[J]. Biotechnology & Biotechnological Equipment,2016,30:434 - 442.

[2] Blakely C M,Watkins T B K,Wu W,et al. Evolution and clinical impact of co-occurring genetic alterations in advanced-stage EGFR-mutant lung cancers[J]. Nat Genet,2017,49:1693 - 1704.

[3] Zhang J,Fujimoto J,Zhang J,et al. Intratumor heterogeneity in localized lung adenocarcinomas delineated by multiregion sequencing[J]. Science,2014,346:256 - 259.

[4] de Bruin E C,McGranahan N,Mitter R,et al. Spatial and temporal diversity in genomic instability processes defines lung cancer evolution[J]. Science,2014,346:251 - 256.

［5］Abbosh C，Birkbak N J，Wilson G A，et al. Phylogenetic ctDNA analysis depicts early-stage lung cancer evolution［J］. Nature，2017，545：446－451.

［6］Jamal-Hanjani M，Wilson G A，McGranahan N，et al. Tracking the Evolution of Non-Small-Cell Lung Cancer［J］. N Engl J Med，2017，376：2109－2121.

［7］Rotow J，Bivona T G. Understanding and targeting resistance mechanisms in NSCLC［J］. Nat Rev Cancer，2017，17：637－658.

［8］Cancer Genome Atlas Research Network. Comprehensive molecular profiling of lung adenocarcinoma［J］. Nature，2014，511：543－550.

［9］Soda M，Choi Y L，Enomoto M，et al. Identification of the transforming EML4－ALK fusion gene in non-small-cell lung cancer［J］. Nature，2007，448：561－566.

［10］Armstrong F，Duplantier M M，Trempat P，et al. Differential effects of X－ALK fusion proteins on proliferation，transformation，and invasion properties of NIH3T3 cells［J］. Oncogene，2004，23：6071－6082.

［11］Lin J J，Riely G J，Shaw A T. Targeting ALK：Precision Medicine Takes on Drug Resistance［J］. Cancer Discov，2017，7：137－155.

［12］Peters S，Camidge D R，Shaw A T，et al. Alectinib versus Crizotinib in Untreated ALK-Positive Non-Small-Cell Lung Cancer［J］. N Engl J Med，2017，377：829－838.

［13］Lin J J，Kennedy E，Sequist L V，et al. Clinical Activity of Alectinib in Advanced RET-Rearranged Non-Small Cell Lung Cancer［J］. J Thorac Oncol，2016，11：2027－2032.

［14］Subbiah V，Hong D S，Meric-Bernstam F. Clinical activity of ceritinib in ROS1-rearranged non-small cell lung cancer：Bench to bedside report［J］. Proc Natl Acad Sci U S A，2016，113：E1419－1420.

［15］Johnson T W，Richardson P F，Bailey S，et al. Discovery of (10R)-7-amino-12-fluoro-2,10,16-trimethyl-15-oxo-10,15,16,17-tetrahydro-2H-8,4-(metheno)pyrazolo［4,3-h］［2,5,11］-benzoxadiazacyclotetradecine-3-carbonitrile (PF-06463922)，a macrocyclic inhibitor of anaplastic lymphoma kinase (ALK) and c-ros oncogene 1 (ROS1) with preclinical brain exposure and broad-spectrum potency against ALK-resistant mutations［J］. J Med Chem，2014，57：4720－4744.

［16］Imielinski M，Berger A H，Hammerman P S，et al. Mapping the hallmarks of lung adenocarcinoma with massively parallel sequencing［J］. Cell，2012，150：1107－1120.

［17］Paik P K，Arcila M E，Fara M，et al. Clinical characteristics of patients with lung adenocarcinomas harboring BRAF mutations［J］. J Clin Oncol，2011，29：2046－2051.

［18］Marchetti A，Felicioni L，Malatesta S，et al. Clinical features and outcome of patients with non-small-cell lung cancer harboring BRAF mutations［J］. J Clin Oncol，2011，29：3574－3579.

［19］Litvak A M，Paik P K，Woo K M，et al. Clinical characteristics and course of 63 patients with BRAF mutant lung cancers［J］. J Thorac Oncol，2014，9：1669－1674.

［20］Yao Z, Torres N M, Tao A, et al. BRAF Mutants Evade ERK-Dependent Feedback by Different Mechanisms that Determine Their Sensitivity to Pharmacologic Inhibition ［J］. Cancer Cell, 2015, 28: 370 - 383.

［21］Planchard D, Kim T M, Mazieres J, et al. Dabrafenib in patients with BRAF (V600E)-positive advanced non-small-cell lung cancer: a single-arm, multicentre, open-label, phase 2 trial［J］. Lancet Oncol, 2016, 17: 642 - 650.

［22］Hyman D M, Puzanov I, Subbiah V, et al. Vemurafenib in Multiple Nonmelanoma Cancers with BRAF V600 Mutations［J］. N Engl J Med, 2015, 373: 726 - 736.

［23］Planchard D, Smit E F, Groen H J M, et al. Dabrafenib plus trametinib in patients with previously treated BRAF(V600E)-mutant metastatic non-small cell lung cancer: an open-label, multicentre phase 2 trial［J］. Lancet Oncol, 2016, 17: 984 - 993.

［24］Okimoto R A, Lin L, Olivas V, et al. Preclinical efficacy of a RAF inhibitor that evades paradoxical MAPK pathway activation in protein kinase BRAF-mutant lung cancer［J］. Proc Natl Acad Sci U S A, 2016, 113: 13456 - 13461.

［25］Zhang C, Spevak W, Zhang Y, et al. RAF inhibitors that evade paradoxical MAPK pathway activation［J］. Nature, 2015, 526: 583 - 586.

［26］Tao Z, Le Blanc J M, Wang C, et al. Coadministration of Trametinib and Palbociclib Radiosensitizes KRAS-Mutant Non-Small Cell Lung Cancers In Vitro and In Vivo ［J］. Clin Cancer Res, 2016, 22: 122 - 133.

［27］Wood K, Hensing T, Malik R, et al. Prognostic and Predictive Value in KRAS in Non-Small-Cell Lung Cancer: A Review［J］. JAMA Oncol, 2016, 2: 805 - 812.

［28］Hunter J C, Gurbani D, Ficarro S B, et al. In situ selectivity profiling and crystal structure of SML-8-73-1, an active site inhibitor of oncogenic K-Ras G12C［J］. Proc Natl Acad Sci U S A, 2014, 111: 8895 - 8900.

［29］Peschard P, Fournier T M, Lamorte L, et al. Mutation of the c-Cbl TKB domain binding site on the Met receptor tyrosine kinase converts it into a transforming protein ［J］. Mol Cell, 2001, 8: 995 - 1004.

［30］Gandino L, Longati P, Medico E, et al. Phosphorylation of serine 985 negatively regulates the hepatocyte growth factor receptor kinase［J］. J Biol Chem, 1994, 269: 1815 - 1820.

［31］Frampton G M, Ali S M, Rosenzweig M, et al. Activation of MET via diverse exon 14 splicing alterations occurs in multiple tumor types and confers clinical sensitivity to MET inhibitors［J］. Cancer Discov, 2015, 5: 850 - 859.

［32］Paik P K, Drilon A, Fan P D, et al. Response to MET inhibitors in patients with stage IV lung adenocarcinomas harboring MET mutations causing exon 14 skipping［J］. Cancer Discov, 2015, 5: 842 - 849.

［33］Cappuzzo F, Marchetti A, Skokan M, et al. Increased MET gene copy number negatively affects survival of surgically resected non-small-cell lung cancer patients

[J]. J Clin Oncol, 2009, 27: 1667 - 1674.

[34] Onozato R, Kosaka T, Kuwano H, et al. Activation of MET by gene amplification or by splice mutations deleting the juxtamembrane domain in primary resected lung cancers[J]. J Thorac Oncol, 2009, 4: 5 - 11.

[35] Mazières J, Peters S, Lepage B, et al. Lung cancer that harbors an HER2 mutation: epidemiologic characteristics and therapeutic perspectives[J]. J Clin Oncol, 2013, 31: 1997 - 2003.

[36] Arcila M E, Chaft J E, Nafa K, et al. Prevalence, clinicopathologic associations, and molecular spectrum of ERBB2 (HER2) tyrosine kinase mutations in lung adenocarcinomas[J]. Clin Cancer Res, 2012, 18: 4910 - 4918.

[37] Choi Y L, Soda M, Yamashita Y, et al. EML4-ALK mutations in lung cancer that confer resistance to ALK inhibitors[J]. N Engl J Med, 2010, 363: 1734 - 1739.

[38] Gainor J F, Dardaei L, Yoda S, et al. Molecular Mechanisms of Resistance to First- and Second-Generation ALK Inhibitors in ALK-Rearranged Lung Cancer[J]. Cancer Discov, 2016, 6: 1118 - 1133.

[39] Heuckmann J M, Hölzel M, Sos M L, et al. ALK mutations conferring differential resistance to structurally diverse ALK inhibitors[J]. Clin Cancer Res, 2011, 17: 7394 - 7401.

[40] Bean J, Riely G J, Balak M, et al. Acquired resistance to epidermal growth factor receptor kinase inhibitors associated with a novel T854A mutation in a patient with EGFR-mutant lung adenocarcinoma[J]. Clin Cancer Res, 2008, 14: 7519 - 7525.

[41] Balak M N, Gong Y, Riely G J, et al. Novel D761Y and common secondary T790M mutations in epidermal growth factor receptor-mutant lung adenocarcinomas with acquired resistance to kinase inhibitors[J]. Clin Cancer Res, 2006, 12: 6494 - 6501.

[42] Doebele R C, Pilling A B, Aisner D L, et al. Mechanisms of resistance to crizotinib in patients with ALK gene rearranged non-small cell lung cancer[J]. Clin Cancer Res, 2012, 18: 1472 - 1482.

[43] Thress K S, Paweletz C P, Felip E, et al. Acquired EGFR C797S mutation mediates resistance to AZD9291 in non-small cell lung cancer harboring EGFR T790M[J]. Nat Med, 2015, 21: 560 - 562.

[44] Lin L, Asthana S, Chan E, et al. Mapping the molecular determinants of BRAF oncogene dependence in human lung cancer[J]. Proc Natl Acad Sci U S A, 2014, 111: E748 - 757.

[45] Chuang J C, Stehr H, Liang Y, et al. ERBB2-Mutated Metastatic Non-Small Cell Lung Cancer: Response and Resistance to Targeted Therapies[J]. J Thorac Oncol, 2017, 12: 833 - 842.

[46] Zhang W, Mao J H, Zhu W, et al. Centromere and kinetochore gene misexpression predicts cancer patient survival and response to radiotherapy and chemotherapy

[J]. Nat Commun，2016，7：12619.

[47] Uzilov A V，Ding W，Fink M Y，et al. Development and clinical application of an integrative genomic approach to personalized cancer therapy[J]. Genome Med，2016，8：62.

第八章

NGS 指导肺癌免疫治疗

利用免疫系统杀死肿瘤细胞在过去的几年里已经成为最新最热门的治疗手段,其在肺癌免疫治疗领域的基础和临床研究均有了突破性的进展,FDA已经批准数个免疫治疗药物如派姆单抗和纳武单抗用于晚期肺癌的治疗。目前,成功的肿瘤免疫治疗都是建立在癌症抗原和共抑制信号分子研究基础之上,在大量的靶抗原中,CD19是嵌合抗原受体T细胞(chimeric antigen receptor T-cell,CAR-T)免疫治疗的最佳靶点,在血液肿瘤中有不俗表现,但是CAR工程化的T细胞免疫治疗尚未在肺癌等实体瘤中起作用。尽管免疫检查点抑制治疗取得了巨大成功,但该方案仍然对超过50%的癌症患者并没有疗效,NGS测序技术的使用为寻找新的免疫治疗靶点提供了强大的推动力,使肺癌等实体瘤的CAR-T治疗成为可能。

第一节　免疫治疗概述

肿瘤免疫治疗通过使用工程化的免疫细胞(特别是T细胞)或促进免疫细胞的活性来杀死癌细胞,同时保证正常细胞不受干扰。人体免疫系统中的先天免疫和适应性免疫系统在监视肿瘤抗原和杀伤肿瘤细胞方面都发挥着重要作用。在这些免疫细胞中,肿瘤反应性T细胞在肿瘤排斥中起直接作用[1-3]。近几年,免疫治疗尤其是应用T细胞的免疫治疗,已成功应用于不同瘤种的治疗,如黑色素瘤、肾细胞癌和淋巴瘤[4-6]。CD4[+]和CD8[+] T细胞是T细胞介导抗肿瘤免疫治疗的主要成分,自然杀伤细胞和自然杀伤T细胞也在癌症的免疫监视中发挥作用[7,8]。

在鉴定肿瘤特异性抗原和开发肿瘤细胞特异性抗体方面,最近已经取得了不少进步。通过使用肿瘤反应性T细胞,人们已经鉴定了很多肿瘤特异性抗原[9-11]。临床研究表明,癌症疫苗可以诱导抗原特异性的免疫反应,但是免疫力较差且有效时间短暂[12]。尽管如此,这个方向仍然很有希望,特别是结合 NGS 测序技术,将有助于肿瘤特异性抗原的发现。目前,研究人员已经发现导致癌症疫苗临床应答率低的主要因素是免疫抑制,包括免疫检查点信号 PD‑1 和细胞毒 T 淋巴细胞相关蛋白 4(cytotoxic T lymphocyte associated protein 4,CTLA4),调节性 T 细胞和其他一些抑制性细胞因子[13,14]。针对这些免疫抑制性信号的研究已经取得了重要进展:2011 年,FDA 批准了第一个此类药物伊匹单抗,其靶向 CTLA4 在黑色素瘤的治疗上取得了非常好的效果;靶向 PD‑1 的免疫抗体纳武单抗和派姆单抗也分别证明在肺癌治疗上有显著效果,并获得 FDA 的上市批准。需要明确的是,临床中免疫检查点抑制剂依赖性特异 T 细胞在肿瘤组织中是否存在,可以通过检测肿瘤细胞上的 PD‑L1 表达情况而获悉[15]。

自 2016 年 NEJM 首次报道 CAR‑T 疗法可以有效治疗胶质母细胞瘤[16],2017 年 CTL019 获得 FDA 上市批准以来,CAR‑T 疗法受到了越来越多的关注,目前国内也已经在探索肺癌的 CAR‑T 治疗。

免疫检查点抑制剂对于超过 50%的患者来说并没有效果,而且在众多的肿瘤抗原和免疫检查点中,仅有几个免疫检查点和肿瘤特异性抗原取得了实际成效,如 CTLA4、PD‑1 和 CD19。其原因在于肿瘤抗原的表达并非具有完全特异性,在其他器官中也会有表达,可能引起强烈的免疫毒性,因此虽然靶向 CD19 的 CAR‑T 疗法在血液肿瘤治疗中取得了理想效果,但在实体瘤上还没有获得好的表现。本章我们主要讨论肿瘤免疫治疗的最新进展和新的免疫靶标与突变鉴定方法,以及 NGS 技术在其中的作用。

第二节　过继性 T 细胞治疗和 CAR‑T

1. T 细胞的活化

肿瘤免疫最终发挥作用依赖的是肿瘤特异性 T 细胞的激活,然后通过识别肿瘤细胞上表达的特异性抗原从而杀死肿瘤细胞。既往多年免疫学研究表明,和机体抵抗病毒、细菌等病原体一样,癌症特异性免疫过程也需要 3 个连续的信号事件

（见图 8 - 1）：首先是第一信号，抗原递呈细胞如树突状细胞（dendritic cell，DC）处理肿瘤特异性抗原，通过主要组织相容性复合物（major histocompatibility complex，MHC）将抗原呈递给 T 细胞；其次是第二信号，也叫作共刺激活信号，如 CD28 活化，第一信号和第二信号缺一不可，如果缺乏第二信号，将导致 T 细胞失能，形成免疫耐受；再次由先天免疫细胞分泌的细胞因子提供第三信号。除了共刺激激活信号外，免疫细胞的活性还受到炎症因子和免疫抑制信号的调节，肿瘤细胞周围经常富集着大量的免疫抑制细胞，最常见的是髓样来源的抑制细胞和调节性 T 细胞。这些免疫抑制细胞是抑制肿瘤免疫信号的主要细胞，因此，抑制这些免疫抑制细胞也是非常重要的。综上，我们在肿瘤免疫治疗中应该注意以下 3 点：① 针对肿瘤特异性抗原，尽量减少对其他器官造成的损伤；② 要能形成免疫记忆或者长期的抗肿瘤效果；③ 调节免疫细胞的活性。

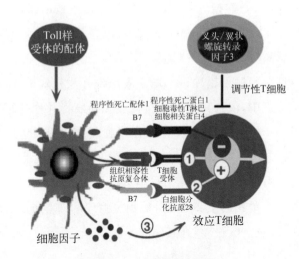

图 8 - 1 T 细胞活化调节

图片来源：Wang RF，Wang HY. Immune targets and neoantigens for cancer immunotherapy and precision medicine[J]. Cell Res，2017，27（1）：11 - 37.

2. 过继性 T 细胞治疗和 CAR - T

1994 年，美国国立卫生研究院的 Rosenberg 首次使用过继性细胞疗法，过继性 T 细胞治疗肿瘤特别是黑色素瘤已经成为十分有效的治疗方案。然而对于多数患者来说,过继性 T 细胞治疗可能并不适用,究其原因可能是很难获得足够的肿瘤组织并扩增出足够的肿瘤浸润淋巴细胞,因此需要另外寻找合适的肿瘤抗原或者肿瘤特异性的 T 细胞受体(T cell receptor,TCR)并工程化。

3. CD8⁺ T 细胞特异性抗原

在过去的 20 多年里,肿瘤疫苗一直是个非常吸引人的领域,科学家们为此做了大量的工作。1991 年,研究人员利用 cDNA 文库和肿瘤反应性 CD8⁺ T 细胞筛选出首个肿瘤抗原,此后,科学家们又相继发现了许多肿瘤特异性抗原[17,18];与此同时,利用肿瘤特异性抗体进行筛选的研究也发现了很多肿瘤特异性抗原。

我们可以对这些肿瘤特异性抗原进行简单的分类:第一类是组织特异性肿瘤抗原,这类抗原也表达在正常细胞上,但在肿瘤细胞上表达更高,如 gp100、T 细胞识别的黑色素瘤抗原 1(melanoma antigen recognized by T cell 1,MART-1)和酪氨酸酶相关蛋白 2(tyrosinase related protein 2,TRP-2);第二类是肿瘤特异性抗原,仅表达在睾丸组织,其他组织并不表达,如髓鞘相关糖蛋白 A1(myelin associated glycoprotein A1,MAG-A1),因此这类抗原也被称为肿瘤-睾丸抗原,不过随着 NGS 测序技术的进步,研究人员发现肿瘤-睾丸抗原并非不在其他组织表达,只是表达量很低;第三类是肿瘤独特抗原,这类抗原的实质是突变型蛋白,其在肿瘤组织中的序列和正常组织中序列有差异,NGS 测序是鉴定此类抗原的高效手段,如 CDK4 等;第四类是肿瘤高表达抗原,其在正常组织表达量并不低,不过在肿瘤组织的表达更高。

4. 可变开放阅读框(open reading frame,ORF)翻译的 T 细胞表位

一个基因通常被转录成一个 mRNA(许多基因有不同的剪切体),然后从正常的 ORF 翻译成一个多肽,在特殊情况下,一条 mRNA 也可以翻译成不同的基因产物或蛋白质。早在 1955 年 Wang RF 等研究就发现 TRP-1/gp75 的 cDNA 可以被选择性表达成两种不同的蛋白,除了通常的正纽约食管鳞状上皮癌抗原 1(NY-ESO-1),还可以表达为另一个长 58 个氨基酸的蛋白质,后者能被肿瘤特异性 T 细胞所识别。这项研究表明,人体免疫系统可以识别肿瘤特异

性的 ORF 产物。

5. 体细胞突变产生的肿瘤抗原

1995 年,研究人员通过文库筛选发现突变的 *CDK4* 是一个肿瘤特异性抗原[19],随后又逐渐发现了突变的 β-链蛋白、半胱天冬酶 8 等肿瘤特异性抗原。不过使用 cDNA 文库进行筛选效率较低,而且其临床实际价值也不确定。随着 NGS 测序的兴起和发展,已积累了大量的突变数据,且这些数据还在呈指数增加,研究人员使用肿瘤患者的大数据进行生物信息学分析和验证的这种方法,大大提高了发现肿瘤特异性抗原的速度和价值。

6. 非编码区突变产生肿瘤抗原

异常的 RNA 剪接可以产生不同的 mRNA 或含有内含子的 mRNA,其可以翻译成能被免疫系统检测到的蛋白质产物。全基因组选择性剪接分析表明,40%~60% 的人类基因经历了选择性剪接,从而形成了人类基因组的功能复杂性。肿瘤特异性抗原可由异常 mRNA 或不完全剪接 mRNA 的内含子产生,研究发现 N-乙酰葡糖氨基转移酶 V 基因的一个内含子含有隐蔽的启动子,该启动子也可以负责异常转录物的产生,使用 *HLA-A2* 限制性 T 细胞从 cDNA 文库中鉴定了由 N-乙酰葡糖氨基转移酶 V 基因内含子转录物预测的 74 个氨基酸基因产物的 T 细胞表位;类似的研究还有从 gp100 RNA 不完全剪接形式的内含子和部分剪接形式的 TRP-2 中也鉴定出 T 细胞表位[20]。因此,癌细胞中有选择性的启动子或异常剪接事件可导致异常 mRNA 或含内含子的 mRNA 翻译成蛋白质或肽,形成肿瘤抗原,然后由 MHC Ⅰ型分子呈递给 T 细胞。

第三节　使用 NGS 助力肿瘤反应性 T 细胞
鉴定肿瘤特异性抗原

前面我们主要汇总了使用传统方法发现肿瘤抗原的一些进展,不难看出,传统方法的弊端在于一来耗时较长,二来缺乏特异性。接下来我们将探讨二代测序技术在这方面的最新进展。

目前,已经确定包括肺癌在内的诸多瘤种的主要突变位点和遗传改变,给肿瘤体细胞突变模式和肿瘤治疗提供了潜在的治疗靶点[21-24]。从一些研究中可以看到,体细胞突变的频率在不同肿瘤类型中变化很大,尤其像肺癌等实体瘤,突变频率非常高,这也是肺癌治疗效果不理想的因素之一。从肺癌、乳腺癌和结肠癌的外显子组测序数据来分析,许多突变可以作为 T 细胞识别的肿瘤抗原[25];然而并非所有的突变都可以用于 T 细胞识别,含有体细胞突变的蛋白质必须加工成短肽再由细胞表面的 MHC 分子呈递用于 T 细胞识别。因此,T 细胞是否能够识别突变的肽取决于几个因素:① 突变的肽是否能被天然加工成具有特定 MHC 结合基序的短肽;② 突变的肽对 MHC 分子的结合亲和力(细胞表面上的肽/MHC 密度);③ TCR 与突变的肽/MHC 复合物结合的亲和力。

利用外显子组测序和计算机辅助的表位预测,研究人员已经从 B16 黑色素瘤、甲基胆蒽诱导的肉瘤和转基因肿瘤模型 218、219、220 中鉴定了几种肿瘤抗原[26-28],这些研究表明肿瘤抗原可以在短时间内被快速鉴定,并作为肿瘤特异性靶点用于 T 细胞介导识别和破坏肿瘤细胞。同样,通过外显子组测序和筛选 T 细胞应答也已从 $CD8^+$ 和 $CD4^+$ T 细胞识别的人类癌症中鉴定了几种肿瘤抗原[29]。肺癌作为一种突变频率较高的肿瘤,利用此方法进行肿瘤患者的特异性筛选,或将成为一个切实可行的治疗手段。

免疫检查点抑制剂依赖于肿瘤浸润 T 细胞的存在来发挥作用。使用新一代测序、肽基序预测和质谱验证等方法,有研究人员报道了 MC38 肿瘤细胞中 3 种肿瘤抗原的鉴定,并证明了这些肿瘤抗原加上抗 CD40 抗体和聚肌胞苷酸 poly(Ⅰ∶C)能诱导治疗性免疫作用[30]。在另一项研究中,从 MCA 肉瘤细胞中鉴定了两种肿瘤抗原。含有这两种肿瘤抗原和 poly(Ⅰ∶C)的疫苗诱导了抗 MCA 肉瘤攻击的保护性免疫作用,并且能与抗 PD-1 和抗 CTLA-4 组合产生治疗性免疫作用[31]。

Steve Rosenberg 教授 2016 年在 NEJM 上报道了利用肿瘤患者体内分离的肿瘤浸润淋巴细胞(tumor infiltrating lymphocyte,TIL)靶向治疗 *KRAS* 突变直肠癌肺转移的案例:*KARS*-G12D 突变是肺癌、胰腺癌等肿瘤中常见的耐药突变。在这项研究中,Rosenberg 教授将分离自患者切除肿瘤中的 TIL 与患者自身表达的肿瘤新生抗原多肽共培养,然后寻找具有免疫反应的 TIL,只要 TIL 具有反应,无论它识别何种抗原多肽,就可用来进行过继性细胞治疗;Rosenberg 教授用全外显子测序发现,共培养后患者 CD8+ T 细胞识别的是 *KARS* - G12D 突变抗原多肽;经细胞治疗后 9 个月,1 个转移灶再次复发。检测发现这个肿瘤组织中呈递 *KARS* - G12D 抗原多肽编码 *HLA* - C* 08∶02 的等位基因中出现一个拷贝丢失,这一发现揭示了肿瘤组织免疫逃逸的机制;同时,这项研究也显示其有一些局限性。例如,TIL 治疗具有 *HLA* 限制性等。在这个临床研究中,入组的 12 名直肠癌转移患者中,仅有 1 名患者有效,其原因在于一方面肿瘤细胞下调或者该基因出现丢失导致了治疗逃逸,另一方面大部分患者由于缺乏足够 *HLA* - C* 08∶02 限制性 T 细胞而无法受益[32]。

2016 年,*Nature Genetics* 发表一项研究分析了两种最常见肺癌类型——肺腺癌和肺鳞癌的 1 144 个基因组。这项研究发现了多个可能影响细胞信号传导的某些蛋白质的新型驱动基因突变;还确定了几个具有预测作用的肿瘤抗原表位,47% 的肺腺癌和 53% 的肺鳞癌样本中至少有 5 个预测的肿瘤抗原表位,这将为癌症疫苗研制提供强有力的可选对象[33]。下面将着重介绍 NGS 如何助力肿瘤反应性 T 细胞鉴定肿瘤特异性抗原,以及肿瘤抗原用于肺癌免疫治疗的优势和局限性。

1. 筛选由 CD4+ T 细胞识别的肿瘤抗原

利用 NGS 测序鉴定肿瘤抗原并应用于 T 细胞免疫治疗已经有了成熟的流程(见图 8 - 2)。该流程的第一步是对肿瘤细胞和正常细胞的全外显子进行测序,将手术切除的肿瘤组织和来自同一患者的正常细胞(如外周血单个核细胞)用于构建全外显子文库并进行深度测序,然后与千人基因组数据库进行比较,可以发现数以千计的突变;第二步再将患者肿瘤细胞和正常细胞做进一步比较,排除掉肿瘤和正常细胞中存在的种系突变;第三步经过继续深度过滤分析后,鉴定出存在于癌细胞中但不存在于正常细胞中的真体细胞突变。

在确定了体细胞突变后,再通过计算机辅助表位预测程序分析这些含有突变的蛋白质,以鉴定出具有高结合亲和力的突变肽作为备选的潜在肿瘤抗原。

在随后的验证步骤中,肿瘤反应性 T 细胞是筛选和鉴定 T 细胞识别的肿瘤抗原的关键。目前,主要从新鲜获得的肿瘤组织中分离 TIL 以用于筛选潜在肿瘤抗原[34]。

随着近几年对肿瘤特异性 T 细胞研究的深入,也有研究人员根据 T 细胞上的活化标记如 4-1BB、OX-40 和 PD-1 的上调,从患者的外周血单个核细胞中分离出肿瘤抗原特异性 T 细胞[30,35]。为了筛选肿瘤抗原,有研究者将含有突变氨基酸的肽结合到抗原呈递细胞(antigen presenting cell,APC)上,然后将 APC 与 T 细胞共培养,最后以细胞因子释放或共刺激分子的上调来确定 T 细胞反应性。将编码突变肽的小基因转染到自体 APC 中来测试 T 细胞识别情况,这也不失为一种可行的方案[36]。

然而,如果患者的 T 细胞不能识别备选肿瘤抗原或肿瘤反应性 T 细胞不能发挥作用,则最终无法确定肿瘤抗原。为了避免上述两种情况的发生,可以使用体外肽刺激健康供体的细胞来定义具有强刺激 CD4$^+$ 或 CD8$^+$ T 细胞应答能力的免疫原性肽[37],最近,这种方法已被用于鉴定具有预测肿瘤抗原表位的 *HLA*

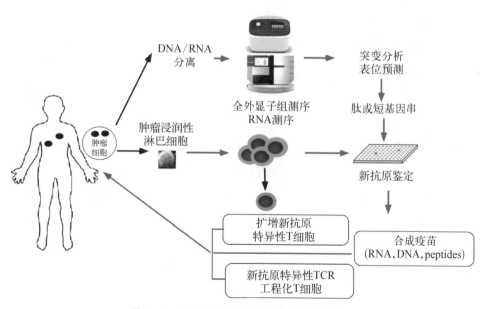

图 8-2　NGS 测序辅助 T 细胞免疫治疗流程

图片来源: Wang RF,Wang HY. Immune targets and neoantigens for cancer immunotherapy and precision medicine[J]. Cell Res,2017,27(1): 11-37.

Ⅰ类配对供者 T 细胞体外刺激后的免疫原性肿瘤抗原[38]。因此,如果不能从肿瘤患者获得 TIL 或肿瘤反应性 T 细胞,则可以使用 *HLA* 匹配的供体 T 细胞来鉴定预测肿瘤抗原表位刺激 T 细胞之后的免疫原性新表位。

2. 识别由 CD4$^+$ T 细胞识别的肿瘤抗原

在最近的一项研究中,研究者筛选了 CD4$^+$ T 细胞识别的肿瘤,他们在肿瘤细胞中发现了 125～312 个体细胞突变,然而使用来自 3 名黑色素瘤患者的 TIL 只能确定少数(0～3)肿瘤抗原[29],这些研究表明,MHC Ⅱ类限制肽的预测程序很可能不准确。迄今,已经鉴定出 CD4$^+$ T 细胞识别的肿瘤抗原相对较少,为了解决这个问题,有研究人员制订了一个策略以确保 CD4$^+$ T 细胞识别出更多肿瘤抗原:先构建基于全外显子测序分析确定的体细胞突变的小基因文库,然后再利用肿瘤反应 TIL 或 T 细胞克隆在 293 细胞 - APC 系统表达含有突变的小基因文库中进行筛选。

3. 肿瘤抗原用于肺癌免疫治疗的优势和局限性

目前 FDA 已批准抗 CTLA - 4(伊匹单抗)和抗 PD - 1(派姆单抗、纳武单抗)的免疫治疗药物用于治疗肺癌、转移性黑色素瘤和其他恶性肿瘤。然而,超过 50%～80% 的肿瘤患者对免疫检查点抑制剂治疗无效,而基于 T 细胞受体(TCR)的免疫疗法目前也仅限于那些表达 NY - ESO - 1 和 *HLA - A2* 的肿瘤患者。借助 NGS 找到特异性肿瘤抗原,不仅为免疫治疗提供了治疗靶点,而且还揭示了检查点抑制激活肿瘤抗原特异性 T 细胞以获得临床获益的分子机制。

无论肿瘤的突变频率如何,肿瘤特异性突变抗原都存在于各种肿瘤类型中,其中一些被鉴定为由患者自身 T 细胞识别的肿瘤抗原。因此,快速鉴定肿瘤抗原将为个体化免疫治疗提供极佳的靶点,目前正在研发的基于特异性肿瘤抗原的疫苗,将成为肿瘤免疫治疗的一个重要组成部分,其中的关键点是如何快速鉴定 T 细胞识别的肿瘤抗原,以及如何从鉴定出来的肿瘤抗原中筛选出用于疫苗或 T 细胞免疫疗法的潜在对象。

基于肿瘤抗原的免疫治疗有许多限制:首先,全外显子组测序方法会错过许多免疫原性抗原,包括肿瘤特异性和非突变的共享抗原如 NY - ESO - 1、源自替代 ORF 和非翻译区抗原肽的 mRNA、不完全剪接的转录物和内含子、非编码 RNA 和线粒体蛋白质等。对此,可以尝试使用全基因组测序加 RNA 测序,然后通过免疫疗法来鉴定肿瘤特异性共享抗原;其次,由于肿瘤抗原的私密性或独特性,有必要为每个患者进行分别的肿瘤抗原鉴定,这方面高通量测序有着不可替代的优势,而更准确可靠的预测程序也有助于发现有效的肿瘤抗原;再次,一旦确定了特定的肿瘤抗原,需要使用 RNA、DNA 或肽开发肿瘤抗原特异性疫苗,或者制订基于 TCR 的肿瘤抗原特异性免疫疗法。

尽管临床研究表明靶向单一靶点的治疗如 NY‐ESO‐1 TCR 或 CD19‐CAR 工程化的 T 细胞治疗,可能诱导免疫耐受,但是用疫苗或基于 TCR 的靶向多种肿瘤抗原的疗法仍是理想的方案。大量的肿瘤抗原鉴定可能在某些患者群体中发现共享的肿瘤抗原,肿瘤抗原特异性 TCR 库的建立可允许通过"现成"免疫疗法覆盖大多数肿瘤患者,确定肿瘤特异性共享抗原和独特肿瘤抗原将是许多类型癌症免疫治疗发展的关键。

第四节　NGS 指导免疫治疗

1. TMB 指导免疫用药的价值

有研究者对 1 600 名患者分别进行了基因组图谱分析及 PD‐L1 表达情况的免疫组化检测,数据显示,TMB 检测的结果与全外显子检测结果有相关性。高 TMB/PD‐L1 低表达组具有相当多的 *STK11* 缺失突变,而低 TMB/PD‐L1 高表达组则优先表现出 *BRAF* 突变、14 外显子剪接位点突变和 *MET* 扩增。通过文献检索和对 TCGA 数据的分析,并考虑了包括种族、年龄、吸烟以及突变等在内的多种因素,发现 *BRAF* 和 *STK11* 的突变对免疫治疗反应的影响更大。

既往的研究显示,无论患者的 PD‐L1 表达水平如何,atezolizumab 对比多西他赛都可以显著延长患者的总体生存期。作为免疫治疗的生物标志物,外周血 TMB 检测可以预测 atezolizumab 治疗 NSCLC 的疗效,而 PD‐L1 表达的检测也可以发现那些能从免疫检查点抑制剂单药治疗中获益的患者。

2. TMB 指导免疫用药的现阶段问题

TMB 是最近研究非常多的生物标记物，一般以非同义突变（导致氨基酸改变的核苷酸变异）的总数量或每 1MB（1 兆碱基）的突变数量来表示。不过其中只有 10%左右的非同义突变可以产生与 MHC 高亲和力结合的突变肽段。这提示人们除了要关注肿瘤突变数量，更为关键的是要找到能被免疫系统识别的肿瘤抗原。2017 年发表的一项研究，揭示了 NSCLC 中 *HLA* 杂合子缺失的比例接近 40%[39]。*HLA* 杂合子缺失突变患者的非同义突变数比较高，尤其是在亚克隆肿瘤细胞中表现更显著。不过这个现象只发生在肺腺癌，肺鳞癌中未观察到。所以，*HLA* 杂合子缺失可能是高 TMB 肺腺癌患者使用免疫药物无效的原因之一。这也说明使用 TMB 单一指标来指导免疫用药难免存在缺陷。

Science 杂志上也曾发表类似的研究。Timothy Chan 团队利用 NGS 测序对 1 500 多名晚期肿瘤患者的基因型进行了分析，这些患者都接受了免疫检查点抑制剂治疗。结果显示 *HLA* 基因型对免疫治疗疗效的预测也非常重要。*HLA* 的杂合子突变是肿瘤免疫逃逸的主要机制之一，可能的原因是 *HLA* 的多样性减少导致部分肿瘤抗原不能呈递到细胞表面，从而出现原发性耐药或免疫药物无响应的情况。这项研究表明，*HLA* 的表型对免疫药物疗效影响甚大。*HLA* 的多样性越大，能呈递的肿瘤抗原种类就越多，免疫药物的疗效就越好[40]。由此可见，在我们利用 TMB 来指导用药时，对 *HLA* 进行相关检测也是需要考虑的问题。

目前，PD‑L1 和 TMB 是比较公认的预测免疫治疗疗效的标志物。TMB 是指在一个特定的肿瘤组织中所出现的突变数量，评估和计算方法为每 100 万碱基长度中基因变异的个数。肺癌、结直肠癌、黑色素瘤、血液肿瘤等多个瘤种的临床研究表明，TMB 与当前使用的各种 PD‑1/PD‑L1 抑制剂的疗效均有很好的相关性。TMB 的评估和计算需通过二代测序来进行。

全面基因组测序研究发现，尽管 TMB 可以独立预测免疫检查点抑制剂的疗效，不受 PD‑L1 表达水平的影响，但如果能对 TMB、PD‑L1 以及 *STK11*、*BRAF* 或 *MET* 突变的状态进行综合分析，可能更有助于精准筛选免疫治疗优势人群。比如，*STK11* 突变在 NSCLC 中的发生率为 14.2%，其与高 TMB/PD‑

L1 低表达相关,与免疫治疗疗效呈负相关,提示肿瘤可能另外还存在非 PD - L1 介导的免疫逃逸机制。

约 30% 的 NSCLC 患者在诊断时不能获取足够的肿瘤组织进行分子检测,为了克服组织取材的困难和不足,目前已有一种检测血浆肿瘤突变负荷(bTMB)的方法。通过对 bTMB 的评估还能预测 atezolizumab 的临床疗效。在 POPLAR 研究和 OAK 研究中分别对 211 例和 583 例患者的血浆标本进行了测序,这些患者定义为可评估标志物人群(biomarker evaluable population,BEP)。采用 bTMB 方法检测血浆 ctDNA 中 394 个基因的 SNV,并根据检测到的高可信度 SNV 数目报告得分。以 POPLAR 研究为训练集,OAK 研究为验证集,采用不同的 bTMB 界值进行分组。在 POPLAR 研究的可评估标志物人群中,按 bTMB≥10,16,20 分组,接受 atezolizumab 治疗的患者 PFS 和 OS 均显著优于多西他赛。最终确定以 bTMB≥16 作为分组界值,并在 OAK 研究中进行了验证。这是第一个采用血浆检测 TMB 的探索性研究,且通过对 bTMB 的分析能预测 atezolizumab 的疗效。该研究表明,bTMB 的检测可用于那些无法获取足够肿瘤组织的患者。

遗憾的是,这仅是一项回顾性的研究,尚不足以改变临床实践,目前已经开展了前瞻性的 B - F1RST 和 BFAST 研究以对该检测方法进行临床验证。B - F1RST 研究是一项单臂 II 期研究,旨在评估 atezolizumab 的疗效及安全性与 bTMB 的相关性。BFAST 研究是一项雨伞研究,在基于 bTMB 或体细胞突变的结果上进行艾乐替尼或者 atezolizumab 干预。毋庸置疑,血液检测是一个非常有前景的研究方向,未来对基因检测、精准治疗将会产生重大的影响。

小　　结

在过去的 20 多年中,肿瘤免疫治疗领域取得了重大进展,基于 PD - 1、PD - L1 和 CTLA - 4 等免疫检查点的肿瘤免疫治疗在临床上取得广泛应用,显著地提高了患者的生存时间和生活质量。不过,免疫治疗仍有许多未解问题和盲点。其中一个关键问题是,如何引导肿瘤反应性 T 细胞运输至肿瘤部位,并使其长期持续地对肿瘤进行杀伤破坏。我们可能需要做的有：① 开发能在体内靶向传递肽和 RNA 到 APC（如 DC）中以诱导肿瘤特异性 T 细胞应答的方法；② 拮抗由调节性 T 细胞和其他免疫抑制细胞介导的免疫抑制；③ 将共享抗原或肿瘤抗原的特异性疫苗与抵抗负调节或免疫抑制的策略相结合，以达到最佳的抗肿瘤免疫力和临床应答；④ 通过 T 细胞的表观遗传学和代谢的重新编程来延长 T 细胞作用持续时间。

NGS 技术将为肿瘤免疫治疗的发展提供前所未有的机会，可能为未来每个肿瘤患者提供针对性更高的免疫靶标和肿瘤抗原。

参考文献

［1］Rosenberg S A, Restifo N P, Yang J C, et al. Adoptive cell transfer: a clinical path to effective cancer immunotherapy[J]. Nat Rev Cancer, 2008, 8: 299-308.

［2］Greenberg P D. Adoptive T cell therapy of tumors: mechanisms operative in the recognition and elimination of tumor cells[J]. Adv Immunol, 1991, 49: 281-355.

［3］Rosenberg S A. Adoptive immunotherapy for cancer[J]. Sci Am, 1990, 262, 62-69.

［4］Rosenberg S A. Cell transfer immunotherapy for metastatic solid cancer — what clinicians need to know[J]. Nat Rev Clin Oncol, 2011, 8: 577-585.

［5］Lesterhuis W J, Haanen J B, Punt C J. Cancer immunotherapy — revisited[J]. Nat Rev Drug Discov, 2011, 10: 591-600.

［6］Tey S K, Bollard C M, Heslop H E. Adoptive T-cell transfer in cancer immunotherapy [J]. Immunol Cell Biol, 2006, 84: 281-289.

［7］Diefenbach A, Raulet D H. Strategies for target cell recognition by natural killer cells [J]. Immunol Rev, 2001, 181: 170-184.

［8］Wang R F. The role of MHC class II-restricted tumor antigens and CD4+ T cells in antitumor immunity[J]. Trends Immunol, 2001, 22: 269-276.

［9］Coulie P G, Van den Eynde B J, van der Bruggen P, et al. Tumour antigens recognized by T lymphocytes: at the core of cancer immunotherapy[J]. Nat Rev Cancer, 2014, 14: 135-146.

［10］Wang R F, Rosenberg S A. Human tumor antigens for cancer vaccine development [J]. Immunol Rev, 1999, 170: 85-100.

［11］Boon T, Cerottini J C, Van den Eynde B, et al. Tumor antigens recognized by T lymphocytes[J]. Annu Rev Immunol, 1994, 12: 337-365.

［12］Rosenberg S A, Yang J C, Restifo N P. Cancer immunotherapy: moving beyond current vaccines[J]. Nat Med, 2004, 10: 909-915.

［13］Joyce J A, Fearon D T. T cell exclusion, immune privilege, and the tumor microenvironment[J]. Science, 2015, 348: 74 - 80.

[14] Wang H Y, Wang R F. Regulatory T cells and cancer[J]. Curr Opin Immunol, 2007, 19: 217 - 223.

[15] Chen L, Han X. Anti-PD‐1/PD‐L1 therapy of human cancer: past, present, and future[J]. J Clin Invest, 2015, 125: 3384 - 3391.

[16] Brown C E, Alizadeh D, Starr R, et al. Regression of Glioblastoma after Chimeric Antigen Receptor T-Cell Therapy[J]. N Engl J Med, 2016, 375: 2561 - 2569.

[17] Vigneron N, Stroobant V, Van den Eynde B J, et al. Database of T cell-defined human tumor antigens: the 2013 update[J]. Cancer Immun, 2013, 13: 15.

[18] Renkvist N, Castelli C, Robbins P F, et al. A listing of human tumor antigens recognized by T cells[J]. Cancer Immunol Immunother, 2001, 50: 3 - 15.

[19] Wölfel T, Hauer M, Schneider J, et al. A p16INK4a-insensitive CDK4 mutant targeted by cytolytic T lymphocytes in a human melanoma [J]. Science, 1995, 269: 1281 -1284.

[20] Robbins P F, El-Gamil M, Li Y F, et al. The intronic region of an incompletely spliced gp100 gene transcript encodes an epitope recognized by melanoma-reactive tumor-infiltrating lymphocytes[J]. J Immunol, 1997, 159: 303 - 308.

[21] Martincorena I, Campbell P J. Somatic mutation in cancer and normal cells[J]. Science, 2015, 349: 1483 - 1489.

[22] George J, Lim J S, Jang S J, et al. Comprehensive genomic profiles of small cell lung cancer[J]. Nature, 2015, 524: 47 - 53.

[23] Kandoth C, McLellan M D, Vandin F, et al. Mutational landscape and significance across 12 major cancer types[J]. Nature, 2013, 502: 333 - 339.

[24] Vogelstein B, Papadopoulos N, Velculescu V E, et al. Cancer genome landscapes [J]. Science, 2013, 339: 1546 - 1558.

[25] Wood L D, Parsons D W, Jones S, et al. The genomic landscapes of human breast and colorectal cancers[J]. Science, 2007, 318: 1108 - 1113.

[26] Matsushita H, Vesely M D, Koboldt D C, et al. Cancer exome analysis reveals a T-cell-dependent mechanism of cancer immunoediting[J]. Nature, 2012, 482: 400 - 404.

[27] DuPage M, Mazumdar C, Schmidt L M, et al. Expression of tumour-specific antigens underlies cancer immunoediting[J]. Nature, 2012, 482: 405 - 409.

[28] Castle J C, Kreiter S, Diekmann J, et al. Exploiting the mutanome for tumor vaccination[J]. Cancer Res, 2012, 72: 1081 - 1091.

[29] Linnemann C, van Buuren M M, Bies L, et al. High-throughput epitope discovery reveals frequent recognition of neo-antigens by CD4[+] T cells in human melanoma [J]. Nat Med, 2015, 21: 81 - 85.

[30] Yadav M, Jhunjhunwala S, Phung Q T, et al. Predicting immunogenic tumour mutations by combining mass spectrometry and exome sequencing[J]. Nature, 2014,

515：572－576.

[31] Gubin M M，Zhang X，Schuster H，et al. Checkpoint blockade cancer immunotherapy targets tumour-specific mutant antigens[J]. Nature，2014，515：577－581.

[32] Tran E，Robbins P F，Lu Y C，et al. T-Cell Transfer Therapy Targeting Mutant KRAS in Cancer[J]. N Engl J Med，2016，375：2255－2262.

[33] Campbell J D，Alexandrov A，Kim J，et al. Distinct patterns of somatic genome alterations in lung adenocarcinomas and squamous cell carcinomas[J]. Nat Genet，2016，48：607－616.

[34] Robbins P F，Lu Y C，El-Gamil M，et al. Mining exomic sequencing data to identify mutated antigens recognized by adoptively transferred tumor-reactive T cells[J]. Nat Med，2013，19：747－752.

[35] Cohen C J，Gartner J J，Horovitz-Fried M，et al. Isolation of neoantigen-specific T cells from tumor and peripheral lymphocytes [J]. J Clin Invest，2015，125：3981－3991.

[36] Tran E，Turcotte S，Gros A，et al. Cancer immunotherapy based on mutation-specific CD4＋ T cells in a patient with epithelial cancer[J]. Science，2014，344：641－645.

[37] Voo K S，Fu T，Heslop H E，et al. Identification of HLA-DP3-restricted peptides from EBNA1 recognized by CD4(＋) T cells[J]. Cancer Res，2002，62：7195－7199.

[38] Strønen E，Toebes M，Kelderman S，et al. Targeting of cancer neoantigens with donor-derived T cell receptor repertoires[J]. Science，2016，352：1337－1341.

[39] McGranahan N，Rosenthal R，Hiley C T，et al. Allele-Specific HLA Loss and Immune Escape in Lung Cancer Evolution[J]. Cell，2017，171：1259－1271.

[40] Chowell D，Morris L G T，Grigg C M，et al. Patient HLA class I genotype influences cancer response to checkpoint blockade immunotherapy [J]. Science，2018，359：582－587.

第九章

NGS 和 cfDNA 辅助肺癌诊断和治疗

2015年，"液态活检"被权威科技媒体《麻省理工科技评论》评为十大科技突破。液态活检通过非侵入性的取样方式获得肿瘤信息，辅助肿瘤治疗，是"精准医疗"代表性的诊断技术。早期诊断方面，传统的肺癌筛查方法不够灵敏，而且特异性也不足；常用的影像学诊断虽然较灵敏，但对病灶大小还是有较高要求；在治疗过程中，临床使用的影像学技术普遍存在严重的滞后性；血清肿瘤标志物细胞角蛋白19片段抗原(cytokeratin 19 - fragment，CYFRA21 - 1)、癌胚抗原(carcinoembryonic antigen，CEA)、神经元特异性烯醇化酶(neuron specific enolase，NSE)等存在特异性低和灵敏度差的问题。因此，作为传统活检的替代技术以及癌症早期筛查的新手段，液体活检填补了传统检测的空白，正进入其发展的黄金时期。本质上，液态活检是分子诊断在样本来源上的延伸，是分子诊断市场容量的扩充，可为患者做出更精准的诊断。

第一节　cfDNA 的基本概念和特性

体液中的 cfDNA 来源广泛，涵盖了机体内部正常和异常细胞(炎症细胞及癌细胞)以及外源的细菌、病毒的 DNA 范畴。其中，ctDNA 是 cfDNA 的一种，特指仅由癌细胞释放到体液中的并携带有肿瘤组织特异性分子遗传学改变的自由基因组片段[1](见图9-1)，其携带的遗传学改变与疾病进展、治疗反应、预后及耐药密切相关，是肿瘤播散在体液中的信息密码[2-4]。

一般认为，ctDNA 来源于肿瘤的原发灶、转移灶及 CTC 等。ctDNA 的释放机制大体上可以分为主动式和被动式，包括凋亡、坏死以及分泌等，其中凋亡是癌细胞释放 ctDNA 的主要方式，但其释放的速率和水平尚无定论。据估计，晚期癌症患者的血浆中约含有 17 ng/ml 的游离 DNA[5]，相当于大约 5 000 个单

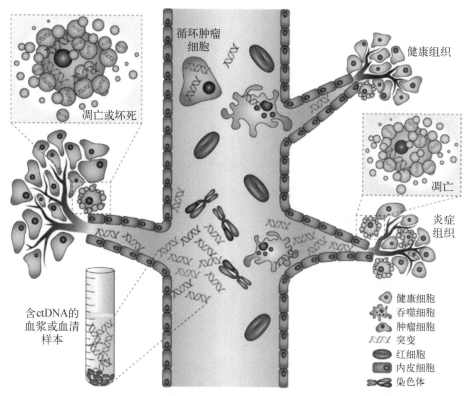

健康组织

循环肿瘤
细胞

凋亡或坏死

凋亡

炎症
组织

健康细胞
吞噬细胞
肿瘤细胞
突变
红细胞
内皮细胞
染色体

含ctDNA的
血浆或血清
样本

图 9‑1 血液中的 cfDNA 与 ctDNA 来源示意图[5]

倍体细胞的基因组当量。其主要的生物学特性概括如下：

1. ctDNA 含量很低,波动范围大

ctDNA 仅占 cfDNA 的 0.001%～1%[1],Bettegowda 等对 640 个不同癌症类型的患者进行检测后发现,ctDNA 含量在不同类型癌症及个体间具有较大的基线波动范围[6]。

2. ctDNA 高度片段化,半衰期短

ctDNA 的释放是以核小体为载体的,核小体以单联、二联及三联的形式进入血液,并逐步分解,表现出显著的片段化特征,缠绕在每个核小体及其连接组蛋白区域的 DNA 片段约 166 bp[7]。因此,ctDNA 也表现为集中于 150～200 bp 范围内的小片段。此外,ctDNA 的清除是极其迅速的,其在血液循环中

的半衰期不足 2 小时[1]，能实时反映出肿瘤的最新动态变化。

3. ctDNA 能全面反映肿瘤的整体特征

ctDNA 来源于机体所有荷瘤部位，不仅来源于肿瘤原发灶，也来源于转移灶，包括微小残留病变及肉眼可见的转移灶[8]，能全面反映肿瘤的整体特征。肿瘤异质性包括空间上的和时间上的双重特点，因此一方面局部穿刺标本难以准确反映肿瘤的整体特征，另一方面随着治疗选择压力导致的肿瘤演变以及耐药基因的出现，仅依靠治疗前的组织标本去指导后续临床决策可能会造成治疗的偏倚。此时，对于无法进行或不耐受组织活检的患者，液态活检就可以作为一个很好的替代方案。由于不同部位的肿瘤都会持续释放 ctDNA 进入循环系统，所以血液中匀质性的 ctDNA 检测比局限性的组织活检具有更好的代表性。

4. ctDNA 携带有肿瘤特异性的体细胞突变

ctDNA 最显著的特征是体细胞突变，包括 SNV、短的 InDel、CNV 以及结构变异（structural variation，SV）等[5]。由于肿瘤细胞的克隆性本质，ctDNA 中的核酸序列与组织样本来源的肿瘤特异性核酸序列保持了高度的一致性。因此，通过分析 ctDNA 的遗传学变异类型与数量，可以确定对该变异类型敏感的治疗手段和靶向药物，对肿瘤实施精准治疗及预后监测，最终形成有针对性的个体化诊疗方案。

第二节　cfDNA 的 NGS 测序方法

目前，对于已知突变位点的检测在肿瘤个性化用药指导中已经有很广泛的应用。以肺腺癌为例，对包括 *EGFR*、*ALK*、*ROS1*、*KRAS*、*BRAF* 等在内的诸多突变类型都能开展相应的检测，但是还有很多的突变尚不清楚，这就需要有更好的方法去检测这些未知突变，实现肿瘤患者的精准用药。

2016 年，FDA 批准了 cobas® *EGFR* 突变检测试剂盒，这是 ctDNA 临床应用的一项重要突破。由于 ctDNA 的含量极低，且极易被正常的基因组 DNA 污染和稀释,其检出率高度依赖于肿瘤分期、肿瘤类型和检测方法。近年来,高敏感性和高特异性的 ctDNA 检测技术在肿瘤学领域层出不穷,大致可以分为两大类:一种是针对少量已知突变、基于 PCR 的检测方法,主要以 ARMS‐PCR、数字 PCR、磁珠乳液扩增方法(beads、emulsion、amplification and magnetics,BEAMing)为代表;另一种是靶向多基因、基于 NGS 技术的方法,其用富集肿瘤相关靶基因的方法来对少量 ctDNA 进行检测。根据富集策略的不同,NGS 技术目前又可分为靶向扩增子测序及目标序列捕获测序,代表性方法有标记扩增深度测序(tagged-amplicon deep sequencing, TAM-seq)[9]、CAPP-seq[10]。各种 ctDNA 检测方法的比较如表 9‐1 所示。

表 9‐1　各种 ctDNA 检测方法的比较

方　法	原　理	体外灵敏度(%)	优　点	缺　点
PCR 平台			简便快捷、特异性好、灵敏度高	通量低,不能发现新的突变
ARMS	3′端错配原则	0.5~1	除上述 PCR 平台优点外,是法规支持的肿瘤基因检测的主流方法,技术普及度高	随检测的突变位点或类型的增多而增加非特异性结合概率和模板用量
BEAMing	数字 PCR 结合流式细胞术	0.01	灵敏度高于 q‐PCR	操作复杂,通量低;单分子扩增在非均一的微滴中实现,且需要 PCR 预扩增,会增加实验误差
dPCR	单分子水平 PCR 结合荧光信号检测	0.005~0.01	除上述 PCR 平台优点外,可绝对定量,是目前灵敏度最高的检测技术	生成微滴须服从泊松分布,不适合高浓度 DNA 样本检测
NGS 技术			可检测未知突变,检测基因数量不受限制	技术复杂不易普及标准化,建库过程原始信息丢失严重,限制了敏感度潜力发挥,数据解读困难,仪器与试剂成本高

（续表）

方　法	原　理	体外灵敏度(%)	优　点	缺　点
TAM-Seq	标记扩增深度测序	2	单分子检测，应用前景良好	同 NGS 技术缺点
Safe-Seqs	将每个模板分子分别标记后进行扩增的安全测序系统	0.02～0.001	将每个模板分子标记独特的标志物（或者条形码），提高了NGS 的敏感度	同 NGS 技术缺点
CAPP-Seq	靶向区域捕获测序	0.02	针对非小细胞肺癌具有高效的靶向捕获能力，应用前景良好	除 NGS 技术缺点外，针对不同的肿瘤需定制不同的筛选器，可能会增加成本
eSMART	环化单分子扩增与重测序	0.03	能确保血浆游离DNA 的高效富集，并对其进行精确的绝对定量	目前针对非小细胞肺癌检测只有 10 对基因组合

资料来源：郭巧梅，娄加陶. 循环肿瘤 DNA 的研究进展[J]. 中国肿瘤生物治疗杂志，2016，23（5）：601-608.

下面主要介绍 NGS 测序检测 ctDNA 突变的方法原理和最新进展。

1. 靶向扩增子测序

该方法主要是通过设计靶向基因组区域的引物，将目标区域 DNA 使用 PCR 扩增进行富集后测序的研究策略。其基本的工作流程主要包括两次 PCR 构建测序文库及后续的高通量测序：第一次 PCR 是利用位点特异性的多组 PCR 引物对靶向基因组目标区域进行 PCR 扩增富集目的基因；第二次 PCR 是在第一轮 PCR 反应产物的两端加上带有不同标签序列的测序接头，构建高通量测序文库（见图 9-2），然后再把不同的测序文库混合在一起进行大规模平行测序[11]。

目前，NGS 行业应用最广泛的是 SBS 技术。该技术能够较好地解决均聚物重复片段测序困难问题，可提供高精度和高产量的无错读长，且 Q30（测序错误率低于 1‰）的碱基检出比例最高。其基本原理是：首先将经过变性处理、浓度

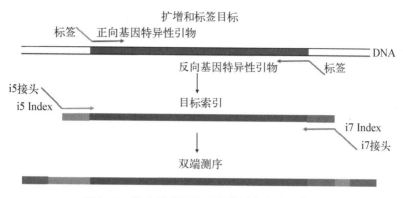

图 9-2　靶向扩增子构建双端测序文库示意图

图片来源：http://www.illumina.com.

合适的 DNA 单链文库加载到流动槽上,使文库两端的 P5 或 P7 接头能与流动槽表面随机分布的寡核苷酸序列互补杂交,随后引物在 DNA 合成酶的作用下进行延伸,之后双链 DNA 分子变性使原始的文库模板链被洗去,新合成的 DNA 单链以共价键连接的方式结合在流动槽表面,并与附近的互补引物杂交,形成一种类似桥的结构,而后在 DNA 合成酶的作用下不断重复进行桥式 PCR 扩增形成一个簇;测序前先对流动槽上结合的所有 DNA 分子 3′ 端进行封闭,将测序引物加入流动槽,使其与待测分子的接头序列结合,加入 4 种不同荧光标记的 dNTP 及 DNA 合成酶,dNTP 同时带有 3′-OH 阻断基团,因此在碱基延伸过程中,每轮 PCR 反应只能延伸一个正确互补的碱基,根据 4 种不同的荧光信号确认碱基种类,然后切除结合在 DNA 链上的荧光 NTP 中的荧光标记和阻断基团,即可进行下一轮 PCR 反应;经过如此多个循环后,完整读取核酸序列,输出一条长度只有 30～250 bp 的短序列(见图 9-3),随后通过生物信息学工具将这些短的序列组装成长的序列/邻接片段甚至是整个基因组的框架,或者把这些序列比对到已有的基因组序列上,并进一步分析得到有生物学意义的结果。

　　靶向扩增子测序的特征是使用多组 PCR 引物扩增,进而寻找特定区域的遗传变异位点,相对于探针捕获成本更低,对于较短(100 bp 左右)的目标区域测序也能获得更高的信息度;比全基因组重测序更加经济、高效,特别适用于大量样本的特定基因组区域研究。

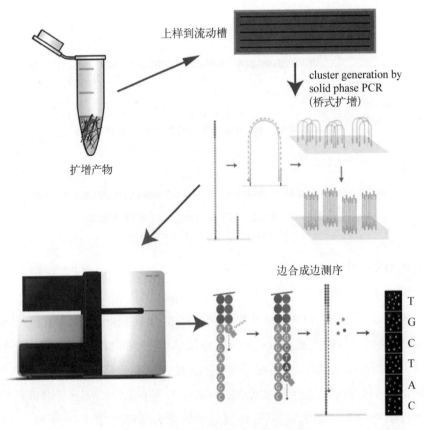

上样到流动槽

cluster generation by
solid phase PCR
(桥式扩增)

扩增产物

边合成边测序

T
G
C
T
A C
C

图 9 - 3　Illumina 测序技术流程示意图

图片来源：http：//bitesizebio.com.

2. 目标序列捕获测序

目标序列捕获测序是通过将目标基因组区域定制成特异性探针，然后与基因组 DNA 进行杂交，从而富集目标基因组区域的 DNA 片段，再利用第二代测序技术进行测序。这种方法与常规 PCR 方法相比，通量高、同时能节省大量的时间及成本。

利用捕获系统得到目标序列后，可以对目标序列进行大规模测序分析。目标区域捕获技术与目前高通量测序技术结合能应用于外显子区域以及候选基因组区域的重测序上，可用来发现和分析 SNP 位点以帮助寻找许多复杂疾病的相关基因及位点。

第三节　cfDNA 突变检测技术

近两年 cfDNA 测序技术取得了非常大的进步。不同的患者拥有不同的突变，也有可能一个患者拥有好几种基因突变。传统低通量的 ddPCR 或者 ARMS 等技术虽然单次测试成本低，灵敏度高，但是不能检测未知突变。

TAM-seq 的基本原理是设计特异性引物并对目标区域进行循环预扩增，产生大小 200 bp 以下末端重叠覆盖整个区域的扩增子（预扩增），接着通过单重 PCR 选择性扩增携带突变的扩增子区（标签扩增），从而排除非特异性产物，最后在回收的产物上加接头和特异性条形码，进一步通过单端测序得到最终结果，灵敏度可由传统测序的 5% 提升到 2%[9]。

CAPP-seq 先在肿瘤基因突变数据库（如 COSMIC，TCGA 等）来源寻找重复出现的突变相关外显子，再从肿瘤基因图谱库的 407 例 NSCLC 患者全基因组测序结果中筛选突变，设计探针，靶向富集含 139 个常见突变的基因中的 521 个外显子和 12 个内含子，长度约为 125 KB，有效地把测序区段浓缩到整个基因组大小的 0.004%，使得后续超高深度测序得以实现。其对肿瘤的 ctDNA 检测灵敏度更高，特异性更强，与全外显子测序等相比更经济有效[10,12]。不仅如此，利用 CAPP-seq 检测还发现 ctDNA 突变数目与影像学上的肿瘤体积大小呈正相关。

最近发表在 *Nature Protocols* 杂志上的文章描述了提高 DNA 测序的敏感度的改进方法。该方法被称为 SiMSen-seq（simple，multiplexed，PCR-based barcoding of DNA for sensitive mutation detection using sequencing），该技术将容错率降低了 100 倍，可以帮助检测癌症复发，以更快的速度改善患者的预后[13]。

从 ctDNA 的技术发展路线我们可以看到，ctDNA 检测在向着高精度和高通量的方向发展。NGS 虽然可以做到高通量，并且能够检测未知序列，但是全外显子组测序成本太高，难以在疾病市场推广，未来主要还是用于研发。所以最新的研究都集中在富集靶向 DNA，将富集后的 DNA 再拿去做超深度测序可以大幅降低检测成本。

第四节　cfDNA 在肺癌领域的最新进展

传统的肿瘤检测方式存在许多局限：如组织活检,需要从患者体内的肿瘤组织中获取样本,一来会给患者带来痛苦,二来不能反复、频繁地进行取材并检测。液态活检的优势在于：一方面可以大幅缩短肿瘤确认时间,在肿瘤早期就能够进行确认;另一方面液态活检可以对肿瘤患者的治疗情况进行随时跟踪,实现"个性化精准治疗"。

在癌症早期,肿瘤会释放 ctDNA 进入血液中,通过检测这些标志物的变化,能够在早期就检测到肿瘤。2007 年,美国临床肿瘤学会(American Society of Clinical Oncology, ASCO)将 CTC 纳入了肿瘤标志物。2016 年,ASCO 报道的临床研究结果表明,ctDNA 检测的准确率超过 80%。另外,在肿瘤细胞发生突变的不同阶段,ctDNA 的突变状况都可能会不同,这有助于医师判断患者的肿瘤进展情况。

化疗是治疗恶性肿瘤最重要的手段之一,然而肿瘤细胞会不断发生新的基因突变,有些突变使得它们对于化疗药物不再敏感,这种"获得性耐药"往往最终导致疾病进展。肿瘤液态活检技术可以帮助临床医师监测癌细胞何时产生耐药性,一旦发现,就能及时调整治疗方案,从而能让患者得到及时有效的治疗,具有低风险性和高时效性的双重特点。下文我们将着重介绍 cfDNA 在肺癌领域的最新进展。

1. 肿瘤早期筛查

肺部小结节疑似肺癌的患者在确定诊断前,医师要进行 CT 成像、正电子发射型计算机断层显像(positron emission computed tomography, PET)检查甚至一些侵入性检查如肺穿刺活检等检查项目。2015 年的一项研究结果显示,仅有 1/10 的患者在手术前完成了这些检查。大多数患者在进行了最初检查后,历经 84 天(43~189 天)过程,才最终进行手术。其中,从结节确定到诊断性穿刺耗时 28 天(7~96 天),从诊断性穿刺到进行手术又要耗时 40 天(26~69 天)。

这些肺癌患者思考治疗方案的时间过长,可能会导致最佳治疗方案不能实施,延误治疗,进而导致患者生存率降低,病死率提高[14]。目前,临床常用的血清标志物灵敏度和特异度均不理想,因此,需要开发新的更有效的检测手段对肺癌疑似患者进行明确诊断。而通过对肺癌患者外周血 ctDNA 突变的高灵敏度检测,可以为肺癌诊断和辅助治疗提供重要依据,提高治疗的针对性和有效性。在癌症诊断领域,ctDNA 检测可以发现影像学未能检出的微小病灶、耐药及休眠性克隆,并对肿瘤进行分子分型,可以帮助检测癌症复发,以更快的速度改善患者的预后。

DNA 甲基化会对肿瘤的发生发展产生影响已经成为共识。近几年,围绕游离 DNA 突变及甲基化的检测在各种肿瘤诊断中的作用都有许多研究,并取得了一些成果。比如,FDA 和 CFDA 都相继批准了 Epi proColon® 试剂盒用于结直肠癌的血液诊断[15]。继续寻找高特异性的甲基化位点,研究更灵敏、特异的早期肿瘤微创检测方法,是该领域目前研究的热点。2015 年,北京大学汤富酬教授等的合作团队在 Cell Research 杂志发表了自己的研究成果,开发了一种基于高通量测序平台的甲基化无创早期诊断新技术——甲基化 CpG 短串联扩增与测序(methylated CpG tandems amplification and sequencing, MCTA-seq)[16];2017 年,斯坦福大学 Stephen R Quake 课题组的合作团队在 Cell Research 杂志上也有发表技术方法类似的研究论文[17]。

5 - 羟甲基胞嘧啶(5 - hydroxymethylcytosine,5hmC)是一种重要的哺乳动物 DNA 表观遗传修饰,与基因调控和癌症发病机制有关。研究人员使用基于敏感性化学标记的高灵敏度鸟枪测序方法,探索了 5hmC 在 cfDNA 中的诊断潜力。实验对来自 7 种不同癌症类型的 49 名患者的 cfDNA 5hmC 进行了检测,其中对肺癌患者来源的 cfDNA 研究发现,肺癌中 5hmC 的富集随肿瘤分期进展而降低,从肿瘤早期无转移到晚期出现转移,逐渐降至未富集 cfDNA 5hmC 同等水平,而肺癌处于早期时其 cfDNA 样本与健康样本就已有显著差异。这些 5hmC 差异性富集的基因随肿瘤分期进展而表现出羟甲基化修饰的丢失。此项研究仅在肺癌中发现了 cfDNA 5hmC 随肿瘤分期进展而减少的情况,这提示游离细胞 5hmC 检测可能成为肺癌早期诊断、肺癌进展与转移监测的有力工具。此外,该研究改进 hMe-Seal 法提供了微量 cfDNA 5hmC 富集测序新方法,相较传统的亚硫酸氢盐测序,很大程度上降低了对 cfDNA 的降解,能够高度特异性扩增 cfDNA 中 5hmC 富集片段,并显著提高测序效率,降低测序成本。此方法未来会有更广泛的用途,比如结合其他病理信息来提高诊断效能,获取疾病发展全过程中的信息变化,为今后更个性化的精准医疗奠定基础。

2018 年,*Science* 杂志上发表了来自约翰霍普金斯大学的一项研究成果。研究人员研发了一种无创性的血液检测法,它可根据对 DNA 和蛋白的综合分析更早地发现 8 种常见类型的癌症。他们的方法被称作 CancerSEEK[18]。该方法使得肺癌的早期筛查成为可能。虽然检测的对象越多,结果越精准,但实际上,随着检测目标物数量的增加,敏感性确实有所提高,但获得的提高程度却越来越少。所以,为了敏感性而大幅度增加检测数量的话,不仅会导致成本飙升,而且特异性也会有所下降。考虑到这一点,研究者把最初使用的几百个基因和 41 个蛋白做了精简,最终确定了 16 个癌症相关基因突变用于检测。CancerSEEK 对于肺癌的中位敏感性接近 60%,虽然对于Ⅰ期癌症的敏感性只有 43%,但对Ⅱ期和Ⅲ期则分别可以达到 73% 和 78%,关键在于 CancerSEEK 检测还能够判断癌种。要知道很多基因突变在各癌种中都是存在的,很难通过基因检测判断得的是哪种癌症。另外,CancerSEEK 除了基因检测还检测了 8 个蛋白,利用基因加蛋白的信息,63% 的患者能够精准确定到底是哪个器官成了癌灶,83% 的患者能把癌灶精确定位在两个器官之内。或许不久的将来就真的可以实现"滴血验癌"了。

2. 精准用药治疗

由于肿瘤的异质性,并不是所有的肿瘤患者都适用靶向药物,治疗前需要筛选适合的患者,这种为安全使用特定靶向药物或生物制品而进行的相应检测称为伴随检测。既往对于肿瘤基因突变的检测多是利用肿瘤组织活检或手术取得的组织标本进行检测,目前的研究表明,ctDNA 中的突变与肿瘤组织的突变具有很高的相似性,对血液中 ctDNA 的分析就可以帮助医师判断患者肿瘤的突变类型,制订用药方针。

2016 年,宾夕法尼亚大学癌症研究中心的研究人员在 *Clinical Cancer Research* 杂志上发表了一项针对晚期肺癌患者 cfDNA 检测的研究成果。研究发现液体活检结果与组织活检结果匹配度接近 100%：该研究以 102 名晚期非小细胞肺癌患者为研究对象，所有患者均接受了不同的治疗方案。将 102 名患者的液体活检样本送往加利福尼亚进行基因组分析，使用了 70 -基因 panel；同时采集到 50 例患者的组织样本，送往宾夕法尼亚个性化诊断中心检测，使用 47 -基因 panel 进行分析。在这 50 例患者中，液体活检以及组织活检均检测到了 41 种突变。重要的是，在同时获取样本的情况下，两种检测结果的一致性接近 100%，但当血液样本与组织样本的获取时间间隔较长时，两种检测结果的不一致性有所增加。一种可能的解释是，血液样本可以检测到疾病发展过程中出现的新突变，这些突变在初始的病变组织中是无法检测到的。研究者还对 6 名患者进行了一系列的液体活检，作为疾病监测的一部分，最后发现 6 例患者的液体活检结果有助于指导临床决策。无论是识别驱动基因突变或耐药突变，还是判断化疗方案的好与坏，液体活检的优势是组织样本无法取代的。研究人员描述了通过 ctDNA 捕获病情变化过程的 3 个病例，其中一个患者被诊断为转移性病例，组织活检并未检测到 *EGFR*、*ALK* 或 *ROS1* 基因突变，但 ctDNA 检测捕获到了 *EML4 - ALK* 易位和 *TP53* 突变，在改用了克唑替尼靶向治疗后，临床症状确实得以显著改善[19]。

最近有研究人员用 NGS 技术对 FISH、质谱等方法检测泛阴性的肺腺癌标本进行 *EGFR*、*HER2*、*KRAS*、*BRAF*、*MAPK*、*PIK3CA*、*AKT1*、*ALK*、*ROS1*、*RET* 等驱动基因突变的重新测定，结果发现 65% 的病例检测出带有这些基因的变异，随后用靶向药物治疗取得了良好效果。这显示出 NGS 具有更高的检测敏感性和准确性[20]。

3. 预后评估

cfDNA 突变和 ctDNA 的含量也与预后直接相关。对于晚期肺癌患者的治疗，现在的主流方式还是鉴定单个驱动基因的变化，但最终决定患者生存的因素是其耐药状况。2014 年，斯坦福大学的研究人员利用 CAPP-seq 对术后肺癌患者进行 cfDNA 突变检测时发现：cfDNA 的突变不仅可以预测患者预后，而且比 PET - CT 更为灵敏。2016 年，研究人员对该项技术进行优化后推出的 iDE - CAPP-seq 在灵敏度上有了进一步提升。2017 年，加州大学一项大规模有关晚期肺癌的研究发现：对 1 122 例 *EGFR* 突变患者的 cfDNA 进行全外显子测序，在大多数 *EGFR* 突变的晚期肺癌患者中发现了重要的癌基因突变；伴随着 *EGFR* 抑制剂的治疗，肺癌患者的肿瘤基因组复杂性也随之增加，与此同时还发生了 β-链蛋白和 *PIK3CA* 等基因突变，最终影响了 *EGFR* 抑制剂的治疗效果[21]。英国开展的 TRACERx 研究 2017 年分别从不同角度在 *Nature* 和 *NEJM* 上发表了其关于 cfDNA 研究的文章，结果表明 ctDNA 突变量不仅可以反映患者疾病进展和预后，而且异质性突变数目多的肿瘤患者往往预后较差[22,23]。

4. 耐药后治疗指导

肿瘤患者在经过一段时间的靶向治疗后，相当比例的患者会出现靶向药物耐药，而传统组织活检只能在特定时间点、对肿瘤组织的局部区域进行检测，不能反映肿瘤的动态变化。近年来，越来越多的研究表明，通过检测患者外周血内 ctDNA 突变类型的变化来实时监测肿瘤药物耐药是一种非常有效的方法。肿瘤转移和复发是肿瘤致死的主要原因，对于多数肿瘤，若能早期检测到转移复发，患者还有很大的治疗机会。目前，传统影像学检测也不能对肿瘤转移和复发进行早期预警。而癌症复发早期，血液中 ctDNA 也会增加，有利于液态活检。2016 年的一项研究中，研究人员在 8 例血液样本中检测到 *EGFR*－T790M 耐药突变，但组织样本中只有 4 例能够检测到该突变[19]。

5. cfDNA 面临的一些问题

cfDNA 突变检测和肿瘤组织突变检测的一致性一直都是争论和关注的焦点。2017 年，发表在 *JAMA Oncology* 上的 3 篇文章更是将讨论推向高潮：① 美国西南大学的科研人员将包括 14 名肺癌患者在内的 29 名晚期癌症患者的配对血浆和肿瘤组织分别在 Guardant360 和 FoundationOne 两个测序平台进行测序后发现，两种测序结果中任一种方法检出的突变，超过半数在另一种测序中没有被检出[24]；② 美国华盛顿大学的研究人员利用同样两个测序平台来分析同一患者的样品，发现结果竟然大相径庭：8 位患者一共检出了 45 个突变，然而只有 10 个突变在配对样本中一致。而且在治疗策略方面，两家公司对其中 5 名患者给出的指导用药完全不相同[25]；③ 霍普金斯大学医学院的研究人员将

40 名前列腺癌患者配对的肿瘤组织和血浆样品分别送到 Guardant360 和 Personal Genome Diagnostics 两个测序平台进行检测,最后一共有 31 名患者检出了突变,两种配对样本检出完全相同突变的患者只有 3 名,15% 的患者有两种突变部分一致,而 40% 的患者两种突变完全不一致,由此可见,组织和 cfDNA 的突变一致率非常低。

以上研究表明,即使是晚期患者,其 cfDNA 突变和肿瘤组织的突变一致率也较低,这其中可能的原因较多,包括肿瘤异质性以及肿瘤组织样品处理造成的损伤等诸多原因。精准检测是精准用药的重要前提,TRACERx 的研究发现 cfDNA 突变检测不仅可以预测肿瘤患者预后,也提示肺癌患者存在较强的肿瘤异质性[22,23]。

笔者认为,未来的临床实践可以从以下 3 个方向同时着手:① 提高检测技术的灵敏度和稳定性,从技术层面降低差异性;② 样品采集可以考虑用新鲜冷冻样本,对血浆的处理应快速完成,尽快推进使用 cfDNA 专用血液收集管;③ 考虑到这种差异是肿瘤组织的生物学特性,包括肿瘤异质性和肿瘤细胞凋亡的本质问题,在可能的情况下应对患者的 cfDNA 和肿瘤组织同时进行测序,这样可以获得更有效的信息,为肿瘤患者提供更好精准治疗。

参考文献

[1] Yong E. Cancer biomarkers: Written in blood[J]. Nature, 2014, 511: 524 - 526.

[2] Pantel K. Blood-Based Analysis of Circulating Cell-Free DNA and Tumor Cells for Early Cancer Detection[J]. PLoS Med, 2016, 13: e1002205.

[3] Bardelli A, Pantel K. Liquid Biopsies, What We Do Not Know (Yet) [J]. Cancer Cell, 2017, 31: 172 - 179.

[4] Pantel K, Alix-Panabières C. Liquid biopsy in 2016: Circulating tumour cells and cell-free DNA in gastrointestinal cancer[J]. Nat Rev Gastroenterol Hepatol, 2017, 14: 73 - 74.

[5] Crowley E, Di Nicolantonio F, Loupakis F, et al. Liquid biopsy: monitoring cancer-genetics in the blood[J]. Nat Rev Clin Oncol, 2013, 10: 472 - 484.

[6] Bettegowda C, Sausen M, Leary R J, et al. Detection of circulating tumor DNA in early- and late-stage human malignancies[J]. Sci Transl Med, 2014, 6: 224ra24.

[7] Mouliere F, Rosenfeld N. Circulating tumor-derived DNA is shorter than somatic DNA in plasma[J]. Proc Natl Acad Sci U S A, 2015, 112: 3178 - 3179.

[8] Bidard F C, Weigelt B, Reis-Filho J S. Going with the flow: from circulating tumor cells to DNA[J]. Sci Transl Med, 2013, 5: 207ps14.

[9] Forshew T, Murtaza M, Parkinson C, et al. Noninvasive identification and monitoring of cancer mutations by targeted deep sequencing of plasma DNA[J]. Sci Transl Med, 2012, 4: 136ra68.

[10] Newman A M, Bratman S V, To J, et al. An ultrasensitive method for quantitating circulating tumor DNA with broad patient coverage [J]. Nat Med, 2014, 20: 548 - 554.

[11] Bybee S M, Bracken-Grissom H, Haynes B D, et al. Targeted amplicon sequencing (TAS): a scalable next-gen approach to multilocus, multitaxa phylogenetics [J]. Genome Biol Evol, 2011, 3: 1312 - 1323.

[12] Newman A M, Lovejoy A F, Klass D M, et al. Integrated digital error suppression for improved detection of circulating tumor DNA [J]. Nat Biotechnol, 2016, 34: 547 - 555.

[13] Ståhlberg A, Krzyzanowski P M, Egyud M, et al. Simple multiplexed PCR-based barcoding of DNA for ultrasensitive mutation detection by next-generation sequencing [J]. Nat Protoc, 2017, 12: 664 - 682.

[14] Faris N, Yu X, Sareen S, et al. Preoperative Evaluation of Lung Cancer in a Community Health Care Setting[J]. Ann Thorac Surg, 2015, 100: 394 - 400.

[15] Lamb Y N, Dhillon S. Epi proColon® 2.0 CE: A Blood-Based Screening Test for Colorectal Cancer[J]. Mol Diagn Ther, 2017, 21: 225 - 232.

[16] Wen L, Li J, Guo H, et al. Genome-scale detection of hypermethylated CpG islands in circulating cell-free DNA of hepatocellular carcinoma patients[J]. Cell Res, 2015, 25: 1376.

[17] Song C X, Yin S, Ma L, et al. 5-Hydroxymethylcytosine signatures in cell-free DNA provide information about tumor types and stages [J]. Cell Res, 2017, 27: 1231 - 1242.

[18] Cohen J D, Li L, Wang Y, et al. Detection and localization of surgically resectable cancers with a multi-analyte blood test[J]. Science, 2018, 359: 926 - 930.

[19] Thompson J C, Yee S S, Troxel A B, et al. Detection of Therapeutically Targetable Driver and Resistance Mutations in Lung Cancer Patients by Next-Generation Sequencing of Cell-Free Circulating Tumor DNA[J]. Clin Cancer Res, 2016, 22: 5772 - 5782.

[20] Drilon A, Wang L, Arcila M E, et al. Broad, hybrid capture-based next-generation sequencing identifies actionable genomic alterations in lung adenocarcinomas otherwise negative for such alterations by other genomic testing approaches[J]. Clin Cancer Res, 2015, 21: 3631 - 3639.

[21] Blakely C M, Watkins T B K, Wu W, et al. Evolution and clinical impact of co-

occurring genetic alterations in advanced-stage EGFR-mutant lung cancers[J]. Nat Genet, 2017, 49: 1693-1704.

[22] Jamal-Hanjani M, Wilson G A, McGranahan N, et al. Tracking the Evolution of Non-Small-Cell Lung Cancer[J]. N Engl J Med, 2017, 376: 2109-2121.

[23] Abbosh C, Birkbak N J, Wilson G A, et al. Phylogenetic ctDNA analysis depicts early-stage lung cancer evolution[J]. Nature, 2017, 545: 446-451.

[24] Chae Y K, Davis A A, Carneiro B A, et al. Concordance between genomic alterations assessed by next-generation sequencing in tumor tissue or circulating cell-free DNA [J]. Oncotarget, 2016, 7: 65364-65373.

[25] Kuderer N M, Burton K A, Blau S, et al. Comparison of 2 Commercially Available Next-Generation Sequencing Platforms in Oncology[J]. JAMA Oncol, 2017, 3: 996-998.

第十章

肺癌单细胞 NGS 测序的意义和进展

早在 180 多年前,科学家就认识到细胞是生命的基本单位,是生命活动的执行者,随着技术的进步,我们对细胞显微结构和亚显微结构的了解也越来越透彻。发育生物学、遗传学和肿瘤学等学科知识的积累让我们认识到:肿瘤不单单是一团细胞,其甚至是一个器官;肿瘤内部不同细胞间差异较大,但又可能相互配合。基因组改变和转录变化是肿瘤异质性的重要来源,仅仅对肿瘤群体的研究有可能会让我们遗漏一些重要的信息,如肿瘤干细胞的特性等。

伴随着测序技术的进步及肿瘤标志物研究的深入,特别是近年来 CTC 的研究进展,目前科研人员已经可以对几个细胞甚至单个的肿瘤细胞进行 RNA 和 DNA 的测序,使得现在对循环肿瘤细胞等单个肿瘤细胞的测序成为现实,促进了我们对肿瘤细胞异质性的深入了解和认识。肺癌患者多数在确诊的时候已经是晚期,且肿瘤转移是导致患者死亡的主要原因,如果能对 CTC 进行基因组分析将有助于我们更好地了解肿瘤转移的生物学机制。同时,作为一种非侵袭性的检测手段,CTC 的基因组分析还可以为疗效评价、预后判断以及个体化治疗提供及时可靠的依据。

第一节　单细胞测序方法

美国科学院院士、斯坦福大学教授 Stephen Quake 曾表示从 PCR 技术发明的那天起,人们就在尝试将其应用于分析单个细胞的基因组和转录组。单细胞测序受制于 DNA 含量和质量,全基因组扩增技术(whole-genome amplification,WGA)是解决这一问题的关键。通过扩增可使极微量目标基因组 DNA 得到扩增从而满足高通量分析的要求。高效可靠的全基因组扩增技术使基于单细胞水平的大规模全基因组分析成为现实,而随着研究的不断深入,对全基因组扩增技术也提出了更高的要求。

2011 年,美国 Michael Wigler 团队在 *Nature* 杂志上发表了通过肿瘤组织单细胞测序研究肿瘤进化的论文,进一步证明了肿瘤细胞间的异质性,不过该方法的全基因组覆盖度只有 6%[1]。实际上,直到 2012 年单细胞基因组扩增新技术 MALBAC 的提出,单细胞测序技术和应用才得到了迅速发展。

2017 年,*Nature Methods* 杂志连续发表了 3 篇关于单细胞测序的论文,分别介绍了单细胞组合标记测序(single‐cell combinatorial indexed sequencing,SCI-seq)、结合染色质构象捕获技术的 SCI-sep(single-cell combinatorial indexed Hi-C,sciHi-C)以及直接文库制备法(direct library preparation,DLP)[2-4],这些新的技术能够显著地提高单细胞基因组测序和结构分析的规模,允许研究者们对组织内的不同种类细胞群进行分级划分(见图 10‐1)。下面主要介绍最近几年单细胞 DNA 和 RNA 测序的一些技术发展。

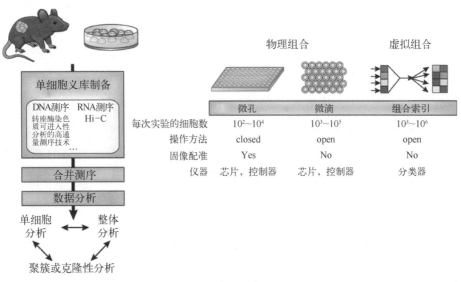

图 10‐1　单细胞测序方法

图片来源:Zhang K. Stratifying tissue heterogeneity with scalable single-cell assays[J]. Nat Methods,2017,14(3):238‐239.

1. 单细胞 DNA 测序

基于 PCR 技术的 WGA 方法主要有引物延伸预扩增法(primer-extension preamplification,PEP)、简并寡核苷酸引物 PCR(degenerate oligonucleotide primed PCR，DOP‐PCR)、连 接 介 导 PCR(ligation-mediated PCR，LM‐PCR)。这些方法操作简单，对模板要求低，一般来说产量都很高，但是比较明显的缺点是扩增容易出现偏差，覆盖度较低。在杂合子缺失分析、短串联重复序列分型上应用较多。

恒温全基因组扩增反应主要包括多重置换扩增反应(multiple displacement amplification，MDA)和基于引物酶的全基因组扩增。MDA 法是目前应用最广泛的 WGA 方法，操作简单，对实验仪器的要求极低，可广泛应用于基因组测序、比较基因组杂交、SNP 分析等相关领域。

1) MALBAC 技术

2012 年，谢晓亮团队在 *Science* 杂志同期发表两篇单细胞测序文章，介绍了 MALBAC 测序技术的原理[5,6]。MALBAC 测序通过先线性扩增然后环化，最后进行指数扩增，从而增大了扩增的均一度和覆盖度(93%)，能够精准检测单个肿瘤细胞中的染色体拷贝数异常和突变，该技术使得单细胞测序由可能变为现实。2014 年 1 月，*Nature Methods* 杂志的年度特别报道，将"单细胞测序"的应用列为 2013 年度最重要的方法学进展。MALBAC 法显示出比 MDA 法更为均衡的扩增结果[7]，但使用单细胞进行基因型分析时，MALBAC 法的假阳性率偏高，比 MDA 可高出 40 倍，这可能是因为 MDA 法使用的 phi29 DNA 聚合酶比 MALBAC 法应用的 Bst 和 Taq 聚合酶具有更高的保真度。因此，MALBAC 法往往需要使用多个细胞以获得更加准确的结果[8]。

2) eWGA 扩增方法

严格来说，eWGA 并不是一项独立的 WGA 方法。该技术实际利用的原理和 ddPCR 使用的乳化技术一样，是一种操作上的优化。通过这样的优化，将单细胞基因组 DNA 分隔到油溶液包裹的大量($\times 10^5$)微微升水滴中，每个水滴中只包含少量的 DNA 片段，在反乳化作用之前每个水滴便达到了 DNA 扩增的饱和，因此将片段间扩增的差异降至最低程度。这种容易操作的方法可实现在单个人类细胞中同时检测 CNV 和 SNV，大大改善了扩增均一性和精确度。该方法可以和 DOP‐PCR、MDA 和 MALBAC 等结合使用[9]。

3) 单细胞多重置换扩增(single‐cell MDA，SCMDA)

爱因斯坦医学院的 Jan Vijg 博士开发并验证了一种能够准确鉴定单细胞基

因组基因突变(单核苷酸变异分析)的新方法：SCMDA 和单细胞变异"访客"技术。这种技术修复了基因扩增过程中发生的核苷酸序列错误,对比发现这种方法比目前市场上用于基因组分析的技术效果更好,能够鉴定人体单细胞基因突变[10]。

4)通过转座子插入的线性放大(linear amplification via transposon insertion,LIANTI)

该技术同样来自谢晓亮院士实验室。新的 LIANTI 法基于转座子插入的线性扩增方法,跟以前的 MALBAC、DOP - PCR、MDA 等技术相比,在扩增基因覆盖率、保真性等所有指标上都有大幅度提高,让单细胞扩增与测序更加精准,为生命科学和转化医学的研究提供了更有力的保障。LIANTI 法通过转座子插入进行线性放大,基因组被含有 T7 启动子的 Tn5 转座子随机片段化(400 bp 左右),T7 启动子允许线性扩增。LIANTI 法优于现有的方法,测量拷贝数的空间分辨率提高了 3 个数量级(能在千碱基分辨率进行微 CNV 检测,基因组覆盖率可达到 97%),因此能查出基因组上以前查不出来的一些小段碱基微缺失。这意味着 LIANTI 法能更有效、更精准地检测出更多遗传疾病[11]。

2. 规模化单细胞 DNA 测序

在肿瘤细胞中,基因组变异是功能异质性的重要来源。单细胞测序特别是大规模的单细胞测序技术对于肿瘤细胞异质性和临床应用具有重要价值,下面介绍 2017 年最新的 4 项大规模单细胞测序技术。

1)直接文库制备方法

Zahn 等在测序文库制备之前去除了全基因组扩增步骤。该步骤是造成技术相关变异性的主要来源[4]。这允许他们通过折叠测序 reads(在随后的文库制备期间通过扩增产生),来计数具有独特末端序列的许多随机基因组间隔中的拷贝数。DLP 方法产生的序列更加均匀,后续 CNV 识别的灵敏度更佳,对较小的基因组间隔或拷贝数变化更是如此。

2)单细胞组合标记测序

SCI-seq 主要是指为了扩大单细胞 CNV 分析的规模,采用基于组合索引策略的方法分析数百到数千单细胞中的 CNV,进而分析其异质性[2]。在组合索引中,大型 DNA 分子的亚单倍体库用独特组合的 DNA 条形码来标记,这种 DNA 条形码可用于从头构建 MB 级别的单倍型或基因组支架。每个反应都包含多于一个细胞中含量的遗传物质,经过多轮分裂和汇集产生了由 DNA 条形码组合确定的多个"虚拟区室"。

3) 结合染色质构象捕获技术的 SCI-sep

Ramani 等人使用了组合细胞标记方法来分析染色体构象。他们的 sciHi－C 工作流程通过固定、限制酶消化、连接和富集来捕获染色体结构,同时可保持细胞核完整。Ramani 等人报道了 857 个数据集,结果数据既清晰又丰富,与第一项单细胞 Hi－C 研究中相同密度的 10 个数据集相比,进一步揭示了多个层面的异质性。

4) 单细胞转录组测序

每个细胞的基因表达谱随其功能而异。可以从血液或组织样本中的许多单个细胞中提取 RNA 并根据基因表达模式来区分细胞,这使人们有机会确定细胞功能,包括它们在疾病中的作用或对治疗的反应。使用大量细胞进行单细胞测序的关键是对哪些 RNA 转录本来自哪个细胞要保持跟踪,这需要将细胞分开在单个管或多孔板格中,然后分别转化成测序文库。传统操作中利用毛细管直接吸取细胞内容物的显微操作可以进行,但不能处理含有数千个细胞的大样本,如血液样本或组织活检,且成本在 25~35 美元/细胞。

(1) Seq－Well 技术。这是 MIT 研究人员开发出的一种便携式技术,可以快速制备多种细胞的 RNA 并同时进行测序。该技术可以在组织样本中更容易识别出不同类型的细胞,帮助人们更精准地研究癌细胞,如肿瘤异质性以及肿瘤细胞对治疗的反应等[2]。

(2) GemCode 单细胞测序技术 10X。该技术使用了一种基于 GemCode 技术的微流体平台,将带有条形码、索引分子、引物及其他的凝胶珠与单细胞混合。每个液滴内开展逆转录反应,以产生测序所用的带有条形码的 cDNA。这种细胞封装大约有 50% 的捕获率,可在 6 分钟内完成。它能够分析来自 29 个不同样品的 250 000 个单细胞,并根据 SNV 来区分单个细胞。这项新的单细胞 RNA 测序方法,可实现数千个免疫细胞的分析。对于肿瘤组织来说,该技术已经完全能胜任,但是对于稀少的循环肿瘤细胞,该技术还需要进一步提高捕获效率[12]。

(3) CRISPR 液滴测序(CRISPR droplet sequencing，CROP-seq)。奥地利科学院 CeMM 分子医学研究中心的 Christoph Bock 及其团队通过创造性地将两种极有前景的基因组学领域结合在一起，发明了这种被称作 CROP-seq 的单细胞测序方法，能够在其他方法很难实现的规模和细节上高通量的分析基因调控，有效地弥补了传统单细胞测序由于细胞筛选导致的不足。该方法首先利用 CRISPR 集中筛选和按序筛选的优势，将 CRISPR 基因组编辑与单细胞 RNA 测序整合在一起，以实现可同时研究上千个细胞的基因调控。随后构建出一种病毒载体，能够让 CRISPR gRNA 在单细胞测序实验中被可视化观察，再结合最新的用于单细胞 RNA 测序的液滴方法，最后高通量地分析单个细胞中上千种基因组编辑事件的影响。这种方法产生了首批人类基因组上 2.3 万个基因中每个基因的调节影响的综合图谱。其他的科研人员通过分享 CROP-seq 的所有数据、操作流程、试剂和软件，也可以在他们的研究中使用和推广这种方法[13]。

(4) 单细胞组合标记 RNA 测序。这种方法是将数千个细胞倒在数百个微型孔上，每个孔都含有分子标签，可与细胞内的每个 RNA 分子相连接。这个过程重复两次或多次，直至每个细胞都带有独特组合的标签。然后，裂解细胞并立即读取标签的序列。这些条形码可以让研究人员了解到每个细胞中哪些基因是活跃的。虽然这项技术可以同时对大量单细胞进行转录组测序，不过其在解析细胞类型的复杂性方面还需要进一步提高。

第二节　单细胞测序的临床研究

2013 年，美国科学院院刊 *PNAS* 杂志在线发表了谢晓亮、白凡和王洁课题组共同合作的研究结果，研究者报道了通过单细胞基因测序技术 MALBAC，对肿瘤患者单个外周血循环肿瘤细胞的全基因组、外显子组测序结果。研究人员通过对肺腺癌患者和小细胞肺癌患者的循环肿瘤细胞进行检测后发现：影响肿瘤发生发展的原癌基因和抑癌基因存在单核苷酸变异和插入/缺失突变；对于单细胞水平 CTC 的基因突变的检测可以避免反复组织活检给患者带来的不适，并能及时提供个体化治疗所需的重要信息。如导致肿瘤转移过程中发生表型转换的重要突变，以及肿瘤治疗过程中产生耐药性的重要突变[14]。

2017 年，*Genome Research* 杂志发表了一项对患者 CTC 和原发灶基因拷贝数变异的分析，涵盖肺癌、结直肠癌、乳腺癌、胃癌、前列腺癌等多癌种，研究了不同癌种的循环肿瘤细胞基因组特征与差异，通过对单细胞测序数据的生物信息学研究发现：在多个癌种中都可以从单个循环肿瘤细胞准确获取患者关键癌基因与抑癌基因的变异情况，如靶向治疗的靶点基因及导致耐药的基因变异等个体化治疗相关的重要信息；能动态反映患者的疾病进程以及治疗过程中的疗效和预后，具有重大的临床应用价值[15]。

小　　结

综上，最新的技术平台使得单细胞测序变得可行，这无疑将激发大规模的从单细胞中获得分子标签这类新方法的开发，表观遗传修饰、蛋白质丰度及 DNA、RNA 和蛋白质相互作用的单细胞分析方法都将在可预见的未来出现，单细胞分析将成为新的常规。

参考文献

[1] Navin N，Kendall J，Troge J，et al. Tumour evolution inferred by single-cell sequencing[J]. Nature，2011，472：90 - 94.

[2] Vitak S A，Torkenczy K A，Rosenkrantz J L，et al. Sequencing thousands of single-cell genomes with combinatorial indexing[J]. Nat Methods，2017，14：302 - 308.

[3] Ramani V，Deng X，Qiu R，et al. Massively multiplex single-cell Hi-C[J]. Nat Methods，2017，14：263 - 266.

[4] Zahn H，Steif A，Laks E，et al. Scalable whole-genome single-cell library preparation without preamplification[J]. Nat Methods，2017，14：167 - 173.

[5] Lu S，Zong C，Fan W，et al. Probing meiotic recombination and aneuploidy of single sperm cells by whole-genome sequencing[J]. Science，2012，338：1627 - 1630.

[6] Zong C，Lu S，Chapman A R，et al. Genome-wide detection of single-nucleotide and

copy-number variations of a single human cell[J]. Science，2012，338：1622 - 1626.

[7] Huang X F，Mao J Y，Huang Z Q，et al. Genome-Wide Detection of Copy Number Variations in Unsolved Inherited Retinal Disease[J]. Invest Ophthalmol Vis Sci，2017，58：424 - 429.

[8] Lasken R S. Single-cell sequencing in its prime [J]. Nat Biotechnol，2013，31：211 - 212.

[9] Fu Y，Li C，Lu S，et al. Uniform and accurate single-cell sequencing based on emulsion whole-genome amplification[J]. Proc Natl Acad Sci U S A，2015，112：11923 - 11928.

[10] Dong X，Zhang L，Milholland B，et al. Accurate identification of single-nucleotide variants in whole-genome-amplified single cells [J]. Nat Methods，2017，14：491 - 493.

[11] Chen C，Xing D，Tan L，et al. Single-cell whole-genome analyses by Linear Amplification via Transposon Insertion（LIANTI）[J]. Science，2017，356：189 - 194.

[12] Zheng G X，Terry J M，Belgrader P，et al. Massively parallel digital transcriptional profiling of single cells[J]. Nat Commun，2017，8：14049.

[13] Datlinger P，Rendeiro A F，Schmidl C，et al. Pooled CRISPR screening with single-cell transcriptome readout[J]. Nat Methods，2017，14：297 - 301.

[14] Ni X，Zhuo M，Su Z，et al. Reproducible copy number variation patterns among single circulating tumor cells of lung cancer patients[J]. Proc Natl Acad Sci USA，2013，110：21083 - 21088.

[15] Gao Y，Ni X，Guo H，et al. Single-cell sequencing deciphers a convergent evolution of copy number alterations from primary to circulating tumor cells[J]. Genome Res，2017，27：1312 - 1322.

第十一章

人体微生物测序在肺癌诊疗中的研究和发展

微生物是我们生活环境不可分割的组成部分,在人类的历史长河中,人体也学会了与各种微生物的相处之道,人们在实践中积累了利用有益微生物和抵御有害微生物的大量知识。微生物包括分布在皮肤、阴道、肠道和气道等处的各种细菌、真菌、病毒和原生动物等[1],尤其是以肠道微生物的密度最高。肠道微生物群可以影响人体的新陈代谢、内分泌和免疫系统,以及外周和中枢神经系统。最近研究发现,肠道微生物群和肺微生物群之间存在相互作用,并且这种相互作用还会影响免疫系统;这种影响可以来自微生物本身,也可能来自它们的代谢产物;这种影响可以是直接的,也可以是通过受刺激的免疫细胞在一个部位影响另一个部位;这种相互作用还可能导致免疫增强,协助免疫系统的抗肿瘤反应。本章主要介绍肠道微生物和肺部微生物的特征以及它们在肺癌发展和治疗中的作用。

第一节　NGS 和微生物研究

目前,对微生物的研究特别是种群鉴定主要借助于 NGS 测序,通过 NGS 测序可以获得细菌和病毒的关键遗传信息。微生物测序方法主要包括:鸟枪法宏基因组测序、16S rRNA 宏基因组测序、全基因组测序和从头测序、宏转录组测序。在当前肿瘤领域的研究中,使用最多的是 16S rRNA 测序。下面简单介绍一下几种测序的原理和应用。

1. 16S rRNA 测序

16S rRNA 测序是常用的微生物测序方法,技术上属于扩增子测序,该技术常被用于鉴定和比较特定样品中含有的细菌,是一种非常成熟的方法,适用于探索复杂微生物组和环境中样品的系统发育和分类,可以在物种的水平进行分析。而且与毛细管电泳测序或 PCR 方法不同,NGS 无须进行微生物培养,就可实现样品中整个微生物种群的分析,包括发现其他方法未能发现的物种。

2. 鸟枪法宏基因组学

鸟枪法宏基因组测序是一种全面的采样测序方法,该技术对特定复杂样品中存在的所有生物体的基因进行分析。利用 NGS 测序的优势,现在人们可以在单次测序运行中混合多个样品并获得每个样品的高序列数据,从而可检测到微生物群落中低丰度的物种。这种方法让研究人员能够了解天然环境和特定条件下的微生物丰度。鸟枪法宏基因组学可以对无法在实验室培养和很难研究的微生物进行研究。

3. 微生物转录组学

不同于芯片等基于假设的方法,RNA 测序是一种转录本的无偏向、链特异性检测方法。转录组是特定生物的基因组所编码的一整套 RNA 序列。宏转录组学则包含复杂样品内的一组生物所编码的所有 RNA 信息。对于微生物研究,掌握基因表达动态对转录本水平的定量很关键,因为微生物会随环境或宿主条件的变化而做出调整。掌握微生物转录组信息对于预测特定抗生素等药物的耐药性、了解宿主与微生物的相互作用以及追踪疾病进展十分重要。

4. 全基因组微生物测序

利用 NGS 和多重分析,现在可以对数百种微生物进行测序。通过全基因组测序可以获得新微生物物种的基因组,是比较多个样品基因组的重要工具。测序整个基因组对生成准确的参考基因组很重要,适用于微生物鉴定及其他比较基因组的研究。该技术包括微生物基因组从头测序和微生物全基因组重测序。

第二节　肠道微生物、口腔微生物和肺部微生物

1. 肠道微生物组成

胃肠道菌群密度最高,总重约 1.5 kg,胃肠道微生物数目超过人体细胞的 10 倍、基因组的 100 倍。它们对宿主的功能,从分解复杂饮食多糖[1]到与病原体竞争并调节黏膜和免疫系统的功能[2],其重要性不可否认。目前,消化道紊乱已被认为是大量消化道疾病和一些非胃肠道疾病如肥胖与心血管疾病,以及一系列精神疾病的根本原因[3,4]。有研究也报道了肠道微生物群对肺部的影响,这种影响被称为"肠-肺轴",在大多数情况下是由涉及的细菌和细菌产物穿过胃肠道屏障并进入血管的炎症介质所介导的[5]。

人体的微生物群从出生开始发生变化,主要成分在 2 岁之后变得相对稳定,半数成分在此后的一生中保持相对稳定。胃肠道微生物群由 1 000 多种细菌组成。如果在门的层面进行分类,大多数健康人的微生物群组成是相似的,超过 90% 的细菌是厚壁菌和类杆菌,其次是放线菌、变形杆菌和疣微菌,这些门类的细菌共同构成肠道共生菌群的 99%[6]。大约有 60 种被确定为"核心"微生物,主要来自拟杆菌属、双歧杆菌属、真杆菌属、瘤胃球菌属等,以及其他一些细菌[6]。2011 年,Peer Bork 等在 *Nature* 杂志上发表了关于肠型的论文,肠型可以根据肠道微生物组成进行区分,主要包括类杆菌属(1 型),普氏菌属(2 型)和瘤胃球菌属(3 型),不过肠型之间的这种区别还不太清楚[7]。

2. 肠道微生物影响黏膜免疫

目前认为微生物群是免疫系统正常发育、成熟和反应性的关键[5,7]。微生物作为配体,通过微生物相关分子模式(microbe-associated molecular pattern,MAMP)以及病原体相关分子模式(pathogen-associated molecular pattern,PAMP)来识别特异性的模式识别受体(pattern recognition receptor,PRR),包括 toll 样受体(toll-like receptor,TLR)和核苷酸结合寡聚化结构域(nucleotide binding oligomerization domain, NOD)样受体(NOD-like receptor，NLR)[8]。TLR 是先天性免疫系统的保守受体，对于不同类型的细胞，配体和受体本身就可引起不同的免疫反应。与肠腔直接接触的 TLR 不仅存在于肠上皮细胞(IECs)中，而且还存在于固有层内的免疫细胞中，如巨噬细胞、DC、B 细胞、T 细胞和基质细胞。在 IECs 中，TLR 活化导致上皮细胞增殖和抗菌肽的表达，促使固有层中的浆细胞产生的免疫球蛋白 A(immunoglobulin A，IgA)分泌到肠腔中。这些机制可以导致肠道屏障功能增强，并限制了微生物破坏的可能性。研究显示，当一些微生物进入肠道时，机体的 toll 相互作用蛋白的表达并不会上调，因此会引起炎症，这表明机体对微生物可以有选择性地引发炎症反应，该功能已经突破了肠屏障的作用[9]。NLR 是检测进入哺乳动物细胞的细菌 PAMP 的细胞质等价物，它们在 TLR 低水平表达的组织中尤其重要，如在胃肠道上皮细胞中，细胞与微生物群不断接触，TLR 的表达必须下调，以避免过度刺激[10]。

共生微生物主要以两种方式进入肠固有层：破坏肠道屏障或通过吞噬细胞的吞噬。无论何种情况，固有层中的微生物都将被巨噬细胞吞噬和消除[11]，或者被 DC 吞噬，并被运送到肠系膜淋巴结。识别细菌和受感染而凋亡的细胞会引起 IL-6 的上调，并驱使 T 辅助细胞 17(T helper cell 17，Th17)产生细胞的分化。Th17 细胞主要产生 IL-17 家族的两个主要成员 IL-17A 和 IL-17F，它们参与了中性粒细胞的募集、激活和迁移[12]，而粒细胞在细菌清除中起重要的作用。DC 也会诱导 B 细胞分泌 IgA，然后这个 sIgA 通过活化的 B 细胞和 T 细胞的再循环分布到所有的黏膜表面。共生菌也促进一些专门的细胞因子的表达，这些细胞因子可以促使 B 细胞分泌 IgA，所以共生菌的存在可以让免疫系统一直处于预备状态，这样可以在感染的时候能更好地应对。

3. 口腔微生物

常言道，牙疼不是病，疼起来要人命。2018 年的最新研究让我们对牙周疾病更加重视。美国塔夫茨大学一项涉及 7 000 多人、长达 14.7 年的大型研究发现，患有严重牙龈疾病的人比轻度或不患牙龈疾病的人，其患肺癌的风险增加了133%。尽管目前有关牙周病与肺癌风险增加相关性的机制仍不明确，但几乎已经可以确定牙周病与肺癌风险之间是存在联系的[13]。

4. 肺部微生物

人类呼吸道是许多微生物和颗粒（如病毒、细菌或真菌）的主要进入口。人体呼吸道的细菌和微生物[14]与其他部位（鼻腔和口腔、肠道、皮肤和阴道）的微生物组成不同。从上呼吸道开始，鼻孔以厚壁菌和放线菌为主；口咽部有厚壁菌、变形菌和类杆菌[15]。在肺中，一般最常见的是拟杆菌属、厚壁菌和变形菌。鼻腔微生物由于受鼻黏膜黏液影响，从未在肺部被检测到[16]。

第三节　微生物对肺癌发生和治疗的影响

在肿瘤免疫过程中，肠道微生物群可以通过影响机体免疫进而在抗癌反应中发挥重要作用[17]。为了对肿瘤抗原产生更强的免疫反应，机体需要降低免疫系统的外周耐受性。研究已经发现共生菌会诱导 $CD4^+$ T 细胞来阻碍其自身抗原的产生[18]，从而限制了共生细菌的系统传播[19]。Viaud[20] 等和 Iida[21] 等发现在小鼠中，与共生细菌相关的 Th17 细胞和记忆 Th1 细胞可能优先积累在已经被 PRR 细菌产物或配体引发的炎性肿瘤微环境中。基于这些研究，Zitvogel 等人通过双信号假说来解释微生物群的长期效应[22]：信号 1 假说提示了抗原模拟或交叉反应的现象。也就是说，来自细菌的某些可通过肠屏障并用于 T 细胞活化的微生物抗原与肿瘤抗原非常相似，从而促进免疫系统更好的发挥抗肿瘤作用，即免疫监视；在信号 2 假说中，微生物群通过肠道屏障后会被 PRR 所识别，刺激机体产生多种细胞因子和干扰素，根据细菌种类和机体免疫差异可能会引起促炎、免疫刺激或免疫抑制反应。此外，还有一些证据表明，共生特异性调节性 T 细胞在感测到黏膜屏障破坏后，能够转换为效应性炎性 Th17 细胞。由于微生物产物、代谢物、效应细胞和细胞因子在人体内能够随血液循环游走，所以这种刺激不一定局限于肠道。故此人们推测肠道屏障功能和微生物易位是形成肠道微生物群、免疫系统和肿瘤之间关系的主要因素。

肺部微生物与肺癌发生的关系仍然缺乏有力的研究，在 Yan 等的研究中清楚地显示了上气道和下气道之间微生物的相互作用对肺癌发展的影响。该研究显示,与对照组相比,小细胞癌或腺癌患者的唾液微生物具有高度的特异性。

长久以来,肠道微生物群及其重要性已广为人知。肺部微生物群的存在及其在肺癌中的作用目前已逐渐受到关注。肺和肠道微生物群通过与环境的相互作用,可以调节机体局部和全身免疫力。它们不仅是两个不同的微生物群,两者还会相互影响。通过表位或产物(如丁酸盐)提供的刺激信号,肠道微生物群可以直接增强肠屏障功能。同样,肠道微生物群还能刺激 T 细胞和 B 细胞的成熟,使能通过抗体起到微生物清除和黏膜保护的作用。这种作用不仅只发生在肠道系统中,还能通过淋巴和血液循环扩散到其他黏膜表面,影响远端部位的免疫反应。这也是虽然抗原被引入肠道,但是在肺中也可以引发免疫应答。

肿瘤的发生发展是一个非常复杂的过程,会受到多方面各种各样的因素影响。而 NGS 技术在微生物种群鉴定中的应用,给我们进一步了解不同部位微生物之间的相互作用、探索微生物与肺癌的调节影响机制提供了有力的帮助。

参考文献

［1］ Marsland B J, Trompette A, Gollwitzer E S. The Gut-Lung Axis in Respiratory Disease[J]. Ann Am Thorac Soc, 2015, 12 Suppl 2: S150-156.

［2］ Belkaid Y, Hand T W. Role of the microbiota in immunity and inflammation[J]. Cell, 2014, 157: 121-141.

［3］ Vital M, Karch A, Pieper D H. Colonic Butyrate-Producing Communities in Humans: an Overview Using Omics Data[J]. mSystems, 2017, 2: e00130-17.

［4］ Forsythe P, Kunze W, Bienenstock J. Moody microbes or fecal phrenology: what do we know about the microbiota-gut-brain axis[J]? BMC Med, 2016, 14: 58.

［5］ Schuijt T J, Lankelma J M, Scicluna B P, et al. The gut microbiota plays a protective role in the host defence against pneumococcal pneumonia [J]. Gut, 2016, 65: 575-583.

［6］ Lazarevic V, Whiteson K, Huse S, et al. Metagenomic study of the oral microbiota by Illumina high-throughput sequencing[J]. J Microbiol Methods, 2009, 79: 266-271.

［7］ Samuelson D R, Welsh D A, Shellito J E. Regulation of lung immunity and host defense by the intestinal microbiota[J]. Front Microbiol, 2015, 6: 1085.

［8］ Ivanov I I, Honda K. Intestinal commensal microbes as immune modulators[J]. Cell Host Microbe, 2012, 12: 496-508.

［9］ Abreu M T. Toll-like receptor signalling in the intestinal epithelium: how bacterial recognition shapes intestinal function[J]. Nat Rev Immunol, 2010, 10: 131-144.

［10］Monk J M，Lepp D，Zhang C P，et al. Diets enriched with cranberry beans alter the microbiota and mitigate colitis severity and associated inflammation［J］. J Nutr Biochem，2016，28：129 - 139.

［11］Kelsall B. Recent progress in understanding the phenotype and function of intestinal dendritic cells and macrophages［J］. Mucosal Immunol，2008，1：460 - 469.

［12］Nakajima T，Palchevsky V，Perkins D L，et al. Lung transplantation：infection，inflammation，and the microbiome［J］. Semin Immunopathol，2011，33：135 - 156.

［13］Michaud D S，Lu J，Peacock-Villada A Y，et al. Periodontal Disease Assessed Using Clinical Dental Measurements and Cancer Risk in the ARIC Study［J］. J Natl Cancer Inst，2018，［Epub ahead of print］.

［14］Sze M A，Tsuruta M，Yang S W，et al. Changes in the bacterial microbiota in gut，blood，and lungs following acute LPS instillation into mice lungs［J］. PLoS One，2014，9：e111228.

［15］Lemon K P，Klepac-Ceraj V，Schiffer H K，et al. Comparative analyses of the bacterial microbiota of the human nostril and oropharynx［J］. MBio，2010，1：e00129 - 10.

［16］Venkataraman A，Bassis C M，Beck J M，et al. Application of a neutral community model to assess structuring of the human lung microbiome［J］. MBio，2015，6：e02284 - 14.

［17］Chen D S，Mellman I. Oncology meets immunology：the cancer-immunity cycle ［J］. Immunity，2013，39：1 - 10.

［18］Hand T W，Dos Santos L M，Bouladoux N，et al. Acute gastrointestinal infection induces long-lived microbiota-specific T cell responses［J］. Science，2012，337：1553 - 1556.

［19］Slack E，Hapfelmeier S，Stecher B，et al. Innate and adaptive immunity cooperate flexibly to maintain host-microbiota mutualism［J］. Science，2009，325：617 - 620.

［20］Viaud S，Daillère R，Boneca I G，et al. Gut microbiome and anticancer immune response：really hot Sh * t［J］! Cell Death Differ，2015，22：199 - 214.

［21］Iida N，Dzutsev A，Stewart C A，et al. Commensal bacteria control cancer response to therapy by modulating the tumor microenvironment［J］. Science，2013，342：967 - 970.

［22］Zitvogel L，Ayyoub M，Routy B，et al. Microbiome and Anticancer Immunosurveillance ［J］. Cell，2016，165：276 - 287.

附 录

经典病例

经典病例 1

患者,男,60 岁,因"胸闷、气急 3 天"就诊。

体检:体力状况 ECOG(Eastern Cooperative Oncology Group)评分 2 分,两肺呼吸音粗,右肺呼吸音低,未闻及干湿啰音,无双下肢水肿,可见表浅静脉曲张。

辅助检查:2015 年 9 月 2 日胸部 CT 扫描:两肺考虑广泛转移灶,右肺中叶原发恶性占位可能,纵隔淋巴结肿大,心包积液伴胸腔积液(见图 1);头颅 MRI、ECT、上腹部 CT 等检查均未见明显异常;双下肢深静脉 B 超检查:右侧骨深静脉血栓形成,远端闭塞,周围侧支循环开放。

病理报告:右侧胸膜增厚,活检未见异常;胸腔积液、心包积液见腺癌细胞;*EGFR* 基因检测(ARMS 法):无突变,*ALK* 融合基因阴性。

目前诊断: 右肺中叶腺癌 cT4N3M1-Ⅳ期(两肺、纵隔、胸膜、心包转移),*EGFR* 基因野生型,右下肢深静脉血栓。

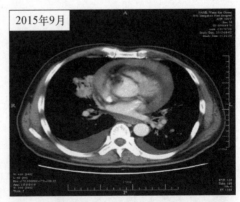

图 1 胸部 CT 扫描提示两肺考虑广泛转移灶,右肺中叶原发恶性占位可能,纵隔淋巴结肿大,心包积液伴胸腔积液

一线治疗方案:2015 年 10 月 16 日—2015 年 12 月 28 日予培美曲塞联合顺铂静脉化疗 4 个周期,同时恩度胸膜腔内灌注,疗效评估:PR。2016 年 1 月 22 日起予培美曲塞联合恩度维持 2 个周期。化疗后出现反复低热、咳嗽,抗感染无效,2016 年 3 月复查 CT 后两肺病灶较前进展,评估疗效:疾病进展(progressive disease,PD)(见图 3)。

NGS 基因检测结果：血液基因检测结果（见图 2）提示有 *ROS1* 基因融合，突变丰度 0.09%。

C. 基因融合突变（Fusion）

融合类型	融合基因				突变 DNA 片段/总 DNA 片段	突变丰度
	位置	基因	染色体	融合位点		
SDC4 - >ROS1	5′	SDC4	20	43963853	3/3336	0.09%
	3′	ROS1	6	117650657		

图 2 NGS 基因检测结果：*ROS1* 基因融合，突变丰度 **0.09%**

二线治疗方案：2016 年 3 月 12 日开始口服克唑替尼，患者症状好转，定期复查肺部 CT 提示：右肺中叶病灶较前吸收，右侧胸腔积液减少（见图 3）。

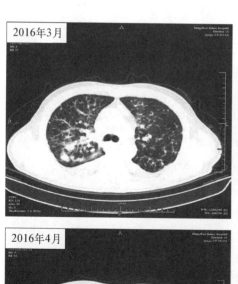
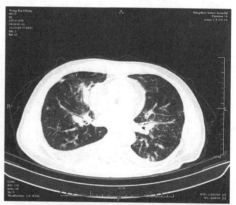
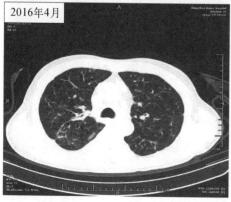
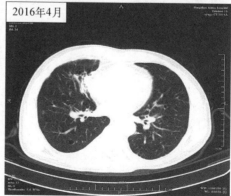

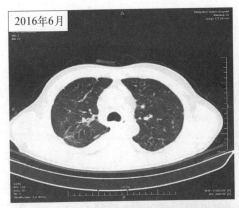
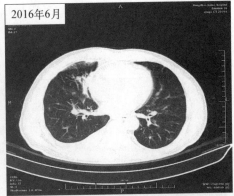
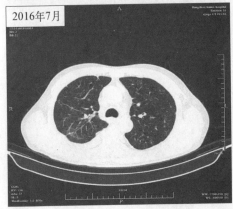
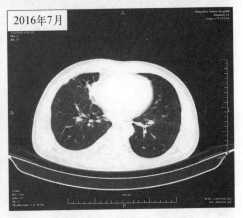

图 3 口服克唑替尼后定期复查胸部 CT 提示：较基线（2016 年 3 月）胸部 CT 而言，右肺中叶病灶较前吸收，右侧胸水减少

经典病例 2

患者，男，68 岁，因左肺癌术后 1 年余、放化疗后 3 月余就诊。

既往诊疗经过： 2015 年 6 月 16 日行左下肺癌根治术，术后病理检查示：左下肺结节型（2.5 cm×2.2 cm×2 cm）浸润性腺癌，可见脉管瘤栓，术后分期 T1N1M0－Ⅱa 期，行 GP 方案化疗 1 个周期，因骨髓抑制明显改行培美曲塞联合顺铂 3 个周期。2015 年 12 月做 PET－CT 检查发现：左下支气管截断处结节，2015 年 12 月 21 日—2016 年 2 月 4 日行局部放疗，并予力扑素＋奈达铂同步化疗，巩固化疗 1 个周期，骨髓抑制明显。基因检测均阴性，5 月 18 日起凯美纳治疗,1个月后进展,右侧胸部出现软组织肿块,CT复查提示第5前肋破坏,行局部放疗,6月24日—26日行足叶乙甙联合络铂化疗,骨髓Ⅳ度抑制,支持治疗好转后服奥西替尼靶向治疗,仍进展。

目前诊断: 左肺浸润性腺癌术后两肺、骨及软组织转移。

NGS基因检测结果: 2016年8月行NGS检测,结果提示:*MET* 14外显子跳跃扩增,突变丰度0.06%。

后续治疗方案: 根据NGS检测结果,给予克唑替尼治疗1个月后,胸部CT提示右肺门团块影及左侧胸腔积液有吸收(见图4)。

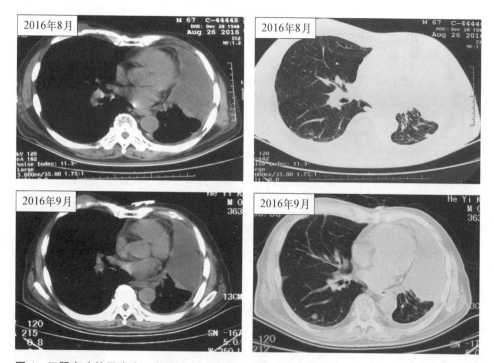

图4 口服克唑替尼治疗1个月后,右肺门团块影及左侧胸水较基线胸部CT扫描(2016年8月)有吸收

经典病例3

患者,女,40岁,因左肺癌骨转移近2年、胸闷气促、咯血就诊。

辅助检查： 2014 年 11 月行 PET－CT 检查：左肺上叶肺门处肿块,考虑恶性,纵隔内气管前小淋巴结,^{18}F－脱氧葡萄糖代谢增高,个别淋巴结转移待排。骶 1 椎体左侧^{18}F－脱氧葡萄糖代谢增高灶,早期骨转移可能。

病理报告： "纵隔 4 L 肿块针吸"转移或浸润性低分化非小细胞癌。

既往诊疗经过： 培美曲塞联合顺铂化疗 1 个周期,培美曲塞联合卡铂化疗 5 个周期,复查肺部 CT 评估 SD,2015 年 1 月行胸部放疗;2015 年 8 月复查胸部 CT 提示肿块增大,培美曲塞联合卡铂化疗 1 个周期后进展,*EGFR* 基因检测（ARMS 法）：21 号外显子 L858R 突变,予以吉非替尼片靶向治疗 7 个月后进展,2016 年 4 月 15 日右上肺肿块穿刺活检,病理检查提示肺腺癌,全基因检测提示：*EGFR* 19 突变,*HER2* 阳性。予阿法替尼 2 个月后开始出现胸闷气急,CT 及 B 超检查示大量心包积液。

体检： ECOG 评分 2~3 分,口腔黏膜糜烂,皮肤皮疹明显 Ⅱ 度,两肺呼吸音粗,可闻及少许啰音,心率 110 次/分,律齐,心音偏低。

目前诊断： 左肺低分化非小细胞癌伴肺内心包转移（Ⅳ 期,*EGFR* 基因阳性）。

NGS 基因检测结果： *EGFR* L747 突变合并 L858R 突变及 *HER2* 基因扩增。

后继治疗方案： 根据 NGS 检测结果,给予奥西替尼治疗,治疗 1 个月后胸部 CT 扫描提示左侧纵隔旁团块影较前明显缩小,疗效考核：PR（见图 5）。

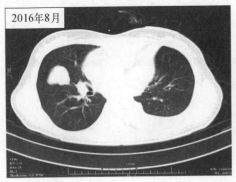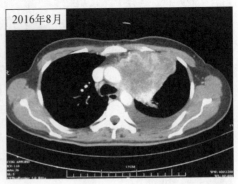

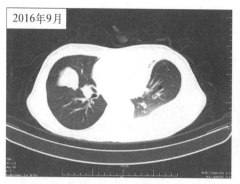
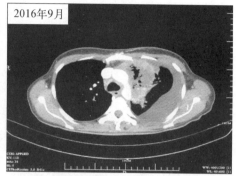

图5　奥西替尼治疗1个月后胸部CT扫描提示左侧纵隔旁团块影较前明显缩小

经典病例4

患者,女性,53岁,因"反复咳嗽咳痰2月"入院。

体检:精神可,浅表淋巴结未及肿大,左肺叩诊浊音,听诊呼吸音低,未及干湿啰音,心、腹未及异常,双下肢无水肿,病理征未引出。

辅助检查:胸部CT及PET/CT检查提示左肺癌伴左肺及左侧胸膜多发转移,左侧膈肌角旁淋巴结转移可能(见图6)。

病理结果:胸腔积液病理检查:见腺癌细胞;*EGFR*、*ALK*、*ROS1*、*BRAF*、*KRAS*、*HER2*、*RET*均为阴性。

目前诊断:左肺腺癌 cT4N1M1b(胸膜、左膈肌角旁淋巴结)-Ⅳ期;ECOG:1分;*EGFR*、*ALK*、*ROS1*均为(−)。

一线治疗经过:2016年9月29日、2016年10月20日起行培美曲塞联合卡铂2个周期,化疗后出现Ⅱ度转氨酶升高,Ⅱ度乏力,疗效考核为缩小的SD(见图7)。但患者自觉乏力不能耐受,拒绝继续化疗。

NGS基因检测结果:*MET*14外显子跳跃,突变丰度0.09%;*EGFR*19Del突变丰度0.08%。

二线治疗经过:2017年1月1日起服用克唑替尼,不良反应:Ⅰ度乏力,胃烧灼感,胸部CT扫描提示左肺上叶及下叶胸膜下结节、斑块影较前增大,疗效考核:PD(见图8)。

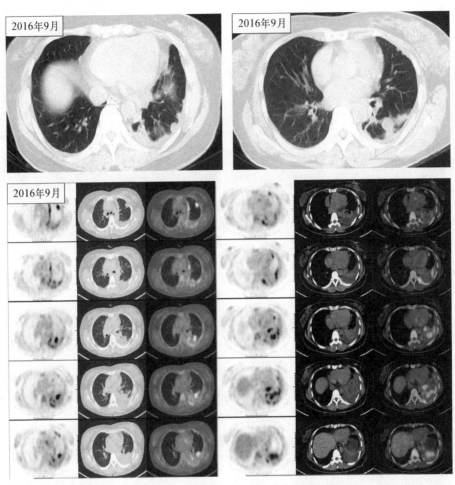

图 6 胸部 CT 及 PET/CT 扫描提示左肺癌伴左肺及左侧胸膜多发转移,左侧膈肌角旁淋巴结转移可能

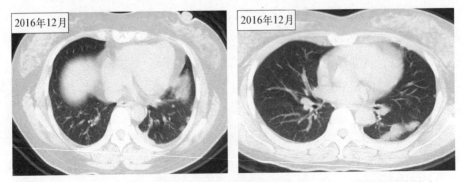

图 7 2 个周期化疗后,胸部 CT 扫描提示左侧胸膜结节及左肺下叶病灶略有缩小

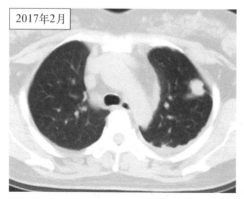
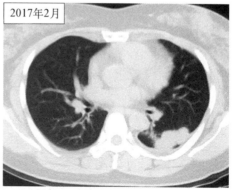

图8 克唑替尼治疗1个月后,复查胸部CT提示左肺上叶及下叶胸膜下结节、斑块影较前增大

三线治疗经过:于2017年2月4日起口服特罗凯靶向治疗联合安维汀抗血管生成,不良反应:Ⅰ度皮疹,Ⅱ度转氨酶升高,胸部CT扫描检查提示左肺上叶及下叶胸膜下结节、斑块影较前明显缩小,疗效考核:PR(见图9)。

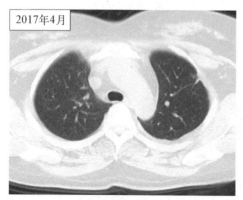
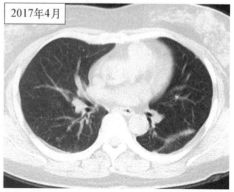

图9 给予特罗凯联合安维汀治疗2个月后,复查胸部CT提示左肺上叶及下叶胸膜下结节、斑块影较前明显缩小

经典病例5

患者,男性,46岁,因"刺激性干咳"2月入院。无肿瘤家族史,无其他伴随疾病。

体检:ECOG 1分,双侧锁骨上饱满,淋巴结触诊不满意,余浅表淋巴结未及肿大,两肺呼吸音清,未闻及干湿啰音,心率 81 次/分,律齐,腹部平软无压痛,各个椎体无压痛,疼痛评分:0 分。

辅助检查:2016 年 11 月胸部 CT 扫描检查提示:右侧中央型肺癌伴右肺上叶不张,右肺门、纵隔及右侧锁骨区多发淋巴结转移,胸椎多发骨转移(见图 10)。ECT 检查显示:胸骨、两侧肋骨、颈、胸、腰多个椎体、骨盆多处放射性摄取增高或浓聚。腹部 CT 检查显示:胸腰骶椎、两侧髂骨多发骨转移。脑 MRI 检查提示:未见异常。

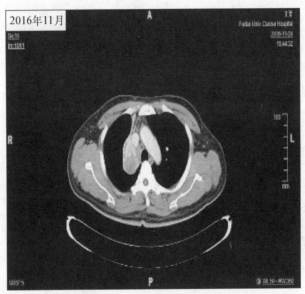

图 10 胸部 CT 扫描提示:右侧中央型肺癌伴右肺上叶不张,右肺门、纵隔及右侧锁骨区多发淋巴结转移,胸椎多发骨转移

病理结果:右肺穿刺:腺癌,*ALK* – Ventana(+),P40(–),*TTF – 1*(+)。

目前诊断:右肺腺癌 cT2N3M1 – Ⅳ 期(多发骨)*EGFR*(–),*ALK*(+),*ROS1*(–),*KRAS*(–)。

一线诊治经过:2016 年 11 月 30 日起给予艾乐替尼,每个月给予唑来膦酸治疗骨转移。2017 年 1 月 18 日胸部 CT 复查:右侧中央型肺癌伴右肺上叶不张范围较前缩小;右肺门、纵隔及右侧锁骨区多发肿大淋巴结较前缩小。疗效评价:SD(靶病灶缩小 18%)非靶病灶存在(见图 11)。

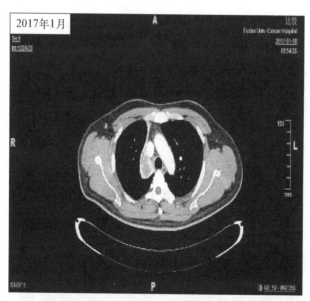

图 11　艾乐替尼治疗 50 天后复查胸部 CT 提示右侧中央
　　　　型肺癌伴右肺上叶不张范围较前缩小；右肺门、纵
　　　　隔及右侧锁骨区多发肿大淋巴结较前缩小

　　该患者艾乐替尼治疗 4 个月后，2017 年 3 月 22 日复查胸部 CT 显示：右肺中央型肺癌伴右肺上叶不张范围较前略增大，纵隔淋巴结部分较前略增大。疗效评价：SD（靶病灶增大 5%），非靶病灶存在（见图 12）。

　　该患者继续服用艾乐替尼靶向治疗，2017 年 5 月 12 日复查胸部 CT 提示：右肺中央型肺癌伴右肺上叶不张较前增大（75.9 mm），纵隔多发淋巴结较前增大。疗效评价：PD（靶病灶增大 39.7%），非靶病灶存在（见图 13）。

　　二线诊治经过： 脑部磁共振及腹部 CT 未发现新病灶，患者和家属强烈要求口服克唑替尼。服用克唑替尼 1 个月后，复查胸部 CT 提示右肺上叶病灶明显进展增大（见图 14）。并且出现新病灶：肝内多发转移。疗效考核：PD。

　　NGS 基因检测结果： *ALK* 融合：*EML4 - ALK* 基因融合，丰度为 0.03%。

　　三线诊治经过： ECOG 评分 2 分，右后肩部、右腿疼痛，疼痛评分 6 分。全身骨扫描（对比前片 2016 年 11 月 28 日）：两侧肋骨放射性分布趋于正常；原胸骨、颈、胸、腰多个椎体，骨盆多处放射性摄取增高，程度较前下降，范围较前缩小。2017 年 6 月 20 日、2017 年 7 月 10 日予贝伐珠单抗联合力比泰及顺铂静脉

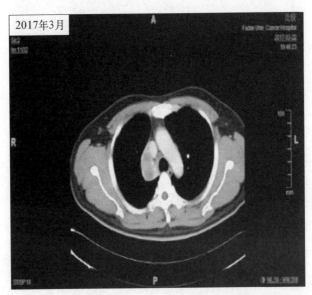

图 12 艾乐替尼治疗 **4** 个月后复查胸部 **CT** 提示右肺中央型肺癌伴右肺上叶不张范围较前略增大,纵隔淋巴结部分较前略增大

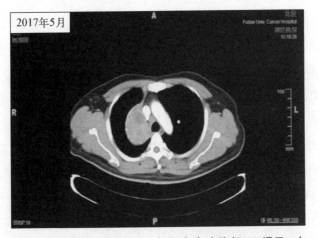

图 13 艾乐替尼靶向治疗 **6** 个月后,复查胸部 **CT** 提示:右肺中央型肺癌伴右肺上叶不张较前增大,纵隔多发淋巴结较前增大

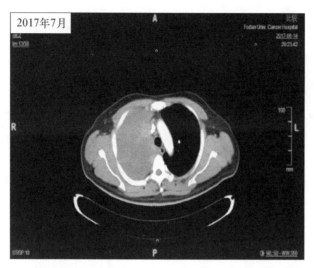

图 14　服用克唑替尼 1 个月后，复查胸部 CT 提示右肺上叶病灶明显进展增大

化疗。2 次化疗后疗效评价 SD。其后，患者外院继续化疗 2 次。4 次化疗后评估：2017 年 9 月 25 日复查 CT 显示：右肺巨大占位 91 mm×76 mm，右肺静脉和动脉被包绕侵犯，左肺新发病灶，双肺门及纵隔多发融合肿大淋巴结，肝内多发占位，腹膜后多发淋巴结肿大，考虑转移。疗效评价：PD。

再次行 NGS 基因检测结果：PD 后再次行 NGS 基因检测：右肺穿刺活检组织标本 *ALK* 融合：*EML4 - ALK*（E6：A20）基因融合，丰度为 9.12%；*ALK* 错义突变，突变丰度为 8.05%。

目前治疗：自行购买劳拉替尼，目前还未评估……

经典病例 6

患者，女，69 岁，因胸闷 2 月入院。

辅助检查：2014 年 11 月胸部 CT 扫描检查提示：左肺上叶肿块伴双肺多发小结节（见图 15）。2014 年 11 月 MRI 检查提示：脑内多发强化结节，转移可能。ECT 检查提示：左侧第 5 前肋骨及第 10 肋骨转移可能。

病理结果：2014 年病理报告提示：肺腺癌；*EGFR* 19 外显子缺失。

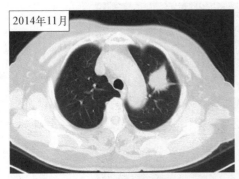
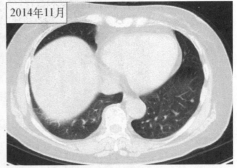

图 15　胸部 CT 提示左肺上叶肿块伴双肺多发小结节

目前诊断：左肺上叶腺癌 cT4N1M1b - Ⅳ b 期（双肺、脑、骨）；*EGFR* 19Del。

一线治疗经过：

2014 年 12 月起开始口服易瑞莎及每月佳诺顺骨治疗。

2015 年 1 月胸部 CT 复查提示左肺上叶病灶较前好转。

头部 MRI 复查提示：左侧颞叶环形强化结节，考虑转移瘤（见图 16）。

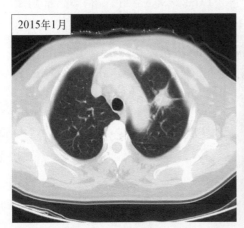
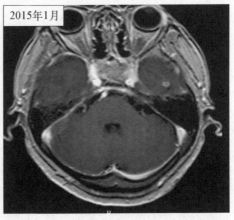

图 16　口服易瑞莎 1 个月后，复查胸部 CT 提示左肺上叶病灶较前好转

该患者继续口服易瑞莎靶向治疗，2015 年 3 月—10 月，胸部 CT 复查提示病灶稳定（见图 17）。2016 年 1 月 ECT 复查提示颅骨、胸骨、T12、左前第 5 肋，左侧第 10 肋骨异常放射性浓聚。

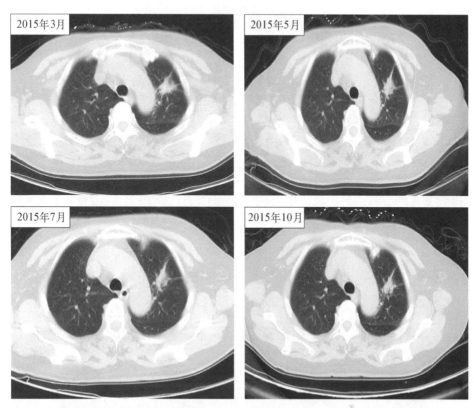

图 17　服用易瑞莎靶向治疗 10 个月,定期复查胸部 CT 提示左肺病灶稳定

　　2016 年 8 月—12 月,胸部 CT 复查提示:左肺上叶病灶缓慢增大,纵隔部分淋巴结大(见图 18)。2016 年 10 月,复查头部 MRI 为(－)。2016 年 10 月 ECT 复查提示:左侧第 10 肋骨明显增大、增浓,颅骨、胸骨、T12、左前第 5 肋未见明显变化。

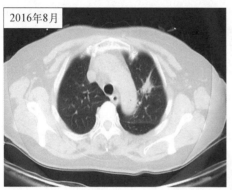
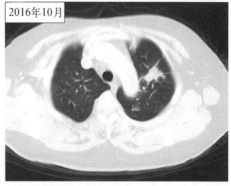

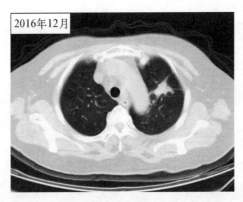

图18 服用易瑞莎靶向治疗 **24** 个月，定期复查胸部 CT 提示左肺上叶病灶缓慢增大，纵隔部分淋巴结大

2016 年 12 月血液基因检测仍然提示：*EGFR* 19Del，故该患者继续原方案靶向治疗。2017 年 2 月，胸部 CT 扫描提示左肺上叶结节，双肺多发小结节，纵隔部分淋巴结大，心包积液，相比 2016 年 12 月，病灶明显进展（见图 19）。

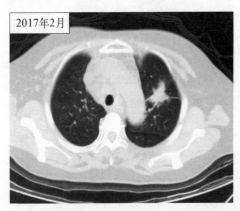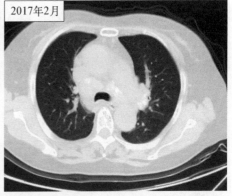

图19 服用易瑞莎靶向治疗 **26** 个月，胸部 **CT** 扫描提示左肺上叶结节，双肺多发小结节，纵隔部分淋巴结大，心包积液，相比 **2016** 年 **12** 月，病灶明显进展

2017 年 3 月复查 PET－CT 提示：左肺上叶结节，双肺多发小结节，纵隔部分淋巴结大，心包积液，病灶明显进展（见图 20）。

NGS 基因检测结果：2017 年 3 月行 NGS 检测。结果提示：T790M 突变阳性。

二线治疗经过：2017 年 3 月起口服奥西替尼。2017 年 5 月胸部 CT 扫描提示左肺病灶及纵隔肿大淋巴结较 2017 年 2 月胸部 CT 扫描明显好转（见图 21）。

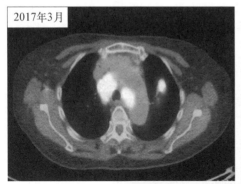
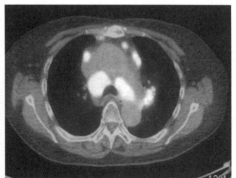
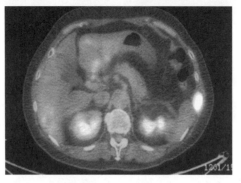

图 20　服用易瑞莎靶向治疗 **27** 个月，**PET‑CT** 检查提示：左肺上叶结节，双肺多发小结节，纵隔部分淋巴结大，心包积液，病灶继续进展

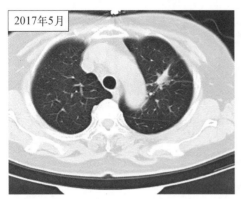
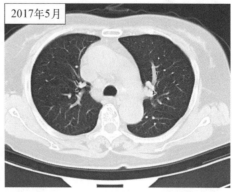

图 21　服用奥西替尼 **2** 个月后，复查胸部 **CT** 提示左肺病灶及纵隔肿大淋巴结较前明显好转

关键词索引

amplification refractory mutation system，ARMS　突变扩增阻滞系统 / 037

anaplastic lymphoma kinase，*ALK*　间变性淋巴瘤激酶 / 022

beads、emulsion、amplification and magnetics，BEAMing　磁珠乳液扩增方法 / 119

biomarker evaluable population，BEP　可评估标志物人群 / 111

cancer personalized profiling by deep sequencing，CAPP-seq　深度测序肿瘤个体化建档法 / 039

cell-free DNA，cfDNA　游离 DNA / 039

chimeric antigen receptor T cells，CAR‑T　嵌合抗原受体 T 细胞 / 100

chromatin immunoprecipitation，ChIP　染色质免疫共沉淀技术 / 012

circulating tumor cell，CTC　循环肿瘤细胞 / 040

copy number variations，CNV　拷贝数变异 / 049

crosslinking-immunprecipitation and high-throughput sequencing，CLIP-seq　紫外交联免疫沉淀结合高通量测序 / 013

cytotoxic T lymphocyte-associsted antigen‑4，CTLA‑4　细胞毒 T 淋巴细胞相关抗原‑4 / 028

dendritic cell，DC　树突状细胞 / 102

de novo sequencing　从头测序 / 010

droplet digital PCR，ddPCR　微滴式数字 PCR / 042

direct library preparation，DLP　直接文库制备 / 135

epitherlial growth factor receptor，*EGFR*　表皮生长因子受体 / 021

focal adhesion kinase，*FAK*　局部黏着斑激酶 / 068

high-throughput sequencing，HTS　高通量测序 / 004

human epidermal growth factor receptor 2，*HER2*　人表皮生长因子受体 2 / 022

insertion-deletion，InDel　插入缺失 / 005

intra tumor heterogeneity，ITH　瘤内异质性 / 046

ligation-mediated PCR，LM‐PCR　连接介导 PCR / 136

multiple displacement amplification，MDA　多重置换扩增反应 / 136

neurofibromatosis type 1，*NF1*　Ⅰ型神经纤维瘤 / 022

non-small cell lung cancer，NSCLC　非小细胞肺癌 / 020

partial response，PR　部分缓解 / 030

phosphatase and tensin homolog deleted on chromosome ten，*PTEN*　10 号
染色体同源缺失性磷酸酶-张力蛋白 / 022

phosphatidylinositol-3kinase，*PI3K*　磷脂酰肌醇‐3 激酶 / 022

primer-extension preamplification，PEP　引物延伸预扩增法 / 135

programmed death 1 ligand，PD‐L1　程序死亡配体 1 / 028

programmed death 1 receptor，PD‐1　程序死亡受体 1 / 028

progressive disease，PD　疾病进展 / 152

protein kinase B，*PKB*　蛋白激酶 B / 022

sequencing by ligation，SBL　边连接边测序 / 004

sequencing by synthesis，SBS　边合成边测序 / 004

single molecule real time sequencing，SMRT　单分子实时测序法 / 005

single nucleotide variants，SNV　单核苷酸变异 / 040

stable disease，SD　疾病稳定 / 030

structural variation，SV　结构变异 / 118

tagged-amplicon deep sequencing，TAM-seq　标记扩增深度测序 / 119

The Cancer Genome Atlas，TCGA　癌症基因组图谱 / 021

tumor mutation burden，TMB　肿瘤突变负荷 / 039

tyrosine kinase inhibitor，TKI　酪氨酸激酶抑制剂 / 021

v-raf murine sarcoma viral oncogene homolog B1，*BRAF*　鼠类肉瘤滤过性
毒菌致癌同源体 B1 / 022

whole-exome sequencing，WES　全外显子组测序 / 010

whole-genome amplification，WGA　全基因组扩增技术 / 134

whole-genome resequencing，WGR　全基因组重测序 / 009

whole-transcriptome sequencing，WTS　全转录组测序 / 011